Jutta Hein

Durchfallerkrankungen
bei Kleinsäugern

Jutta Hein

Durchfallerkrankungen bei Kleinsäugern

Ursache, Diagnostik, Therapie

Mit 42 Abbildungen und 21 Tabellen

schlütersche

Bibliografische Information der Deutschen Nationalbibliothek
Die Deutsche Nationalbibliothek verzeichnet diese Publikation
in der Deutschen Nationalbibliografie; detaillierte bibliografische
Daten sind im Internet über http://dnb.de abrufbar.

ISBN 978-3-89993-692-6 (print)
ISBN 978-3-8426-8863-6 (PDF)

Autorin
Dr. med. vet. Jutta Hein
SYNLAB.vet GmbH
Gubener Straße 39
86156 Augsburg
jutta.hein@synlab.com

Nachdruck der 1. Auflage von 2017 (PoD)

© 2017 Schlütersche Verlagsgesellschaft mbH & Co. KG,
         Hans-Böckler-Allee 7, 30173 Hannover

Mit freundlicher Unterstützung der SYNLAB.vet GmbH

Gesamtherstellung: Schlütersche Verlagsgesellschaft mbH & Co. KG
Grafiken: Ulrike Selders, Köln
Druck und Bindung: Customized Business Services GmbH,
im Auftrag der KNV Zeitfracht GmbH

Inhaltsverzeichnis

Abkürzungen

%	Prozent
<	kleiner
>	größer
°	Grad
A.	Art
BU	bakteriologische Untersuchung
DE	digestible energy (verdauliche Energie)
ECE	epizootische katarrhalische Enteritis (Coronavirus-Infektion)
EDTA	Ethylendiamintetraazetat (Gerinnungshemmer)
EHEC	Enterohämorrhagische Escherichia coli
EIA	enzym immunoassay
ELISA	enzyme-linked immunosorbent assay
ELMI	Elektronenmikroskop
EPEC	Enteropathogene Escherichia coli
Fa.	Familie
FECV	ferret enteric coronavirus
Flot	Flotation
frz.	französisch
FSCV	ferret systemic coronavirus
g	Gramm (Gewicht)
Ga.	Gattung
ggr.	geringgradig
GIT	Gastrointestinaltrakt
griech.	griechisch
HES	Hydroxyethylstärke
i. p.	intraperitoneal
i. v.	intravenös
$I^2_1\ C^0_0\ P^3_2\ M^3_3$	Incisivi, Canini, Praemolare, Molare
	(Zahl hochgestellt = Anzahl Zähne im Oberkiefer;
	Zahl tiefgestellt = Anzahl Zähne im Unterkiefer)
IBD	inflammatory bowl disease
IBR	Infektiöse Bovine Rhinotracheitis
IFA	Indirect Immunofluorescence Assay
IKZ	Inkubationszeit

KbE	Kolonie bildende Einheit
kg	Kilogramm (Gewicht)
KGW	Körpergewicht
kJ	Kilojoule
KM	Körpermasse
l/l	latero-lateral
lat.	lateinisch
ME	metabolizable energy (umsetzbare Energie)
MIFC	Methionat-Jod-Formalin-Anreicherungsverfahren
mg	Milligramm
ml	Milliliter (Mengenangabe)
MU	mikrobiologische Untersuchung
n	Anzahl getesteter Tiere
O	Ordnung
PBD	proliferative bowl disease (Lawsonia intracellularis)
p.o.	per os (oral)
PCR	polymerase change reaction
PD	Polydypsie
PLACE	Penicilline, Lincomycin, Ampi-/Amoxicillin,
	Cephalosporine, Clindamycin, Erythromycin
PU	Polyurie
Sed	Sedimentation
s.c.	subkutan
sp., spp.	Spezies, Subspezies
tgl.	täglich
TS	Trockensubstanz
UK	Unterkiefer
UO	Unterordnung
US	Ursprungssubstanz
USG	urinspezifisches Gewicht
v.a.	vor allem
v/d	ventro-dorsal
vs.	versus

Vorwort

Die Zahl der Kleinsäuger als Patienten in der tierärztlichen Praxis nimmt stetig zu. Durchfall gehört dabei zu den häufigen Vorstellungsgründen. Die Vielzahl der unterschiedlichen Kleinsäuger mit ihren tierartspezifischen Eigenheiten in Physiologie und Pathologie von Ernährung und Verdauung setzt Wissen beim Tierarzt voraus, das in kompakter Form in der Literatur kaum zu finden ist. Auch im Labor gehören Fragen zu den möglichen tierartspezifischen Durchfallursachen und zu sinnvoller, zielorientierter Aufarbeitung zu den meist gestellten. So war es naheliegend, mit Unterstützung von SYNLAB.vet, diese Fakten aus Literaturrecherchen und produktiven Diskussionen mit Kollegen zusammenzustellen und sie in diesem Kitteltaschenbuch als kleine Gedankenstütze und Hilfe dem Tierarzt verfügbar zu machen.

Wir wünschen Ihnen viel Spaß beim Lesen und viel Erfolg bei der Aufarbeitung und Therapie von Durchfällen bei Kleinsäugern.

Augsburg, im Herbst 2016   **Jutta Hein**
in Kooperation mit SYNLAB.vet

Einleitung

Diarrhoe (griech. diá = durch und rhéō = fließen) gehört auch bei Kleinsäugern zu den häufigsten Vorstellungsgründen in der tierärztlichen Praxis. Die Durchfallursachen sind ebenso vielfältig wie die Zahl der Kleinsäugerarten und ihre gastrointestinalen Besonderheiten in Bezug auf Anatomie, Physiologie und Krankheitsprädispositionen. Die Ursache der Magen-Darm-Dysfunktionen basiert aber bei allen prinzipiell auf Abnormalitäten in Motilität, Sekretion und/oder der mikrobiellen Flora. Um Durchfallursachen der einzelnen Arten erfolgreich therapieren zu können, ist also ein Grundverständnis sowohl von allgemeinen pathophysiologischen Vorgängen als auch tierspezifischen Besonderheiten erforderlich. Denn ein Teil der Therapie dient immer auch der Wiederherstellung der physiologischen Funktion, und viele Störungen sind zudem multifaktoriell.

Im Folgenden wird auf die Taxonomie der Kleinsäuger (▸ Kap. 1), Durchfallursachen (▸ Kap. 2), systematische diagnostische Aufarbeitung (▸ Kap. 3), Therapie allgemein (▸ Kap. 4) und auf ernährungsphysiologische Besonderheiten und Krankheitsprädispositionen der einzelnen Heimkleinsäugerarten im Speziellen (▸ Kap. 5) eingegangen.

1 Taxonomie und ernährungsphysiologische Zuordnung bei Kleinsäugern

Um allgemeine diagnostische und therapeutische Zusammenhänge besser verstehen zu können, ist zunächst eine ernährungsphysiologische Einteilung der Kleinsäuger sinnvoll. Bei Kleinsäugern gibt es prinzipiell vier verschiedene Nahrungstypen:

- die **Herbivora** (Pflanzen-/Blattfresser),
- die **Granivora** (Getreide-/Saatfresser),
- die **Carnivora** (Fleischfresser) und
- die **Insectivora** (Insektenfresser),

wobei die Übergänge teilweise fließend sind (▶ Abb. 1-1).

Jede Tierart hat einen speziell auf die Bedürfnisse und natürlichen Lebensumstände der Tierart angepassten Verdauungsapparat. Eine Entwicklung, die sehr alt ist und für das Überleben der einzelnen Arten essenziell war. Anatomische und morphologische Besonderheiten des Verdauungstraktes der einzelnen Arten bestimmen entsprechend, welche Nahrungsbestandteile idealerweise aufgenommen werden sollten, und wo sie wie am optimalsten verwertet werden. Störungen in diesem System können in geringem Umfang ausgeglichen werden, in größerem Maße führen sie aber zu Veränderungen, die auch mit Durchfall einhergehen können.

Granivora	Herbivora

O Rodentia (Nagetiere)
UO Sciuromorpha
(Hörnchenverwandte)
  Fa. Sciuridae
  – Ga. **Hörnchen**
UO Myomorpha
(Mäuseverwandte)
  Fa. Cricetidae (Wühler)
  – Ga. **Hamster**
  Fa. Muridae (Mäuse)
  – Ga. **Mäuse**
  – Ga. **Ratten**
	O Rodentia (Nagetiere)
	  UO Hystricomorpha
	  (Stachelschweinverwandte)
	  Fa. Chinchillidae **(Chinchillas)**
	  Fa. Caviidae **(Meerschweinchen)**
	  Fa. Octodontidae (Trugratten)
	  – Ga. Octon (Strauchratten)
	    – A. **Degu**

	O Lagomorpha (Hasenartige)
	  Fa. Leporidae (Hasen)
	  – Ga. Lepus (echte Hasen)
	    · A. Feldhase
	  – Ga. Oryctolagus
	    · A. **Kaninchen**, Wildkaninchen

Carnivora	Insectivora

O Carnivora (Raubtiere)
  Musteloidea (Marderverwandte)
  Fa. Mustelidae (Marder)
  – UA Mustela putorius furo
    (Frettchen)
  Fa. Mephitidae (Skunks)
	O Insectivora (Insektenfresser)
	  Fa. Erinaceidae **(Igel)**

Abb. 1–1 Ernährungsphysiologische Zuordnung (A = Art, Fa. = Familie, Ga. = Gattung, O = Ordnung, UA = Unterart, UO = Unterordnung)

2 Durchfall – Grundlagen

Als Durchfall bezeichnet man Kotabsatz mit erhöhtem Wassergehalt und/oder einer erhöhten Frequenz. Die Einteilung des Durchfalls kann nach verschiedenen Kriterien erfolgen: Dauer, Pathophysiologie, Lokalisation und Ursachen allgemein (Steiner 2009).

2.1 Dauer

Man unterscheidet akuten (< 3 Wochen) und chronischen (> 3 Wochen) Durchfall.

2.2 Pathophysiologie

Auch wenn sich Anatomie, Physiologie und Krankheitsprädisposition der einzelnen Arten unterscheiden, sind gastrointestinale Dysfunktionen doch bei allen Tierarten prinzipiell verursacht durch Abnormalitäten in Motilität, Sekretion und/oder Zusammensetzung der gastrointestinalen Flora. Diese Mechanismen zu verstehen, ist Voraussetzung für eine erfolgreiche Wiederherstellung der Funktion, zumal manche Störungen multifaktoriell sind (▸ Tab. 2-1).

Tab. 2–1 Pathophysiologische Durchfallursachen (in Anlehnung an Steiner 2009)

Form	Pathomechanismus	Beispiel
osmotisch	Nicht resorbierte Nahrungsbestandteile, Medikamente oder andere Stoffe ziehen Wasser mit in das Darmlumen.	• Intoleranz (Laktose etc.) • Diarrhoika
sekretorisch	vermehrte aktive Abgabe von Wasser oder Elektrolyten, denen Wasser folgt	• pathogene Keime • Nahrungsmittelvergiftungen • chronisch-entzündliche Darmerkrankungen • Einnahme von Abführmitteln

Form	Pathomechanismus	Beispiel
abnorme Permeabilität	Zerstörung von Tight Junctions in der Darmmukosa durch Entzündung mit Verlust von Wasser und Elektrolyten; Beimengung von Schleim und Blut; Beeinflussung der Schleimhautdurchblutung	• invasive Bakterien • Parasiten • Neoplasien • chronisch-entzündliche Darmerkrankungen • Anämie • Schock • Dehydratation
abnorme Motilität	Steigerung der Darmbewegungen und eine dadurch kürzere Verweildauer des Inhalts im Darm	• Obstruktion • Hyperthyreose • Reizdarmsyndrom • Polyneuropathie

2.3   Lokalisation

2.3.1   Dünndarm versus Dickdarm

Dünn- und Dickdarmdurchfall können teilweise bereits aufgrund unterschiedlicher Symptome differenziert werden. Während Dünndarmdurchfall häufiger mit Gewichtsverlust und erhöhtem Kotvolumen einhergeht, ist beim Dickdarmdurchfall die Frequenz erhöht, Tenesmus häufiger und teilweise Blut/Schleim beigemengt.

2.3.2   Hartkot versus Caecotrophe

Bei den **Lagomorpha (Kaninchen, Hasen)** spielt der Dickdarmdurchfall eine besondere Rolle, da hier nochmals zwischen **Hartkot** und **Blinddarmkot (Caecotrophe)** unterschieden werden muss. Als sogenannte „Hindgut-Fermenter" (Caecumverdauer) fermentieren sie Zellulose im Blinddarm bakteriell. Der dabei gebildete Kot (Caecotrophe) ist besonders reich an Bakterien und Vitaminen und wird in den frühen Morgenstunden abgesetzt (dunkler, traubenkernartiger Kot mit Schleimüberzug) und meist vollständig gefressen. Die überschüssige Faser wird tagsüber als pelletierter Hartkot abgegeben (► Abb. 2-1). Nicht aufgenommene Caecotrophe wird oft von den Besitzern als „intermittierender Durchfall" fehlinterpretiert (Varga 2013; siehe auch ► Kap. 5.1.1.3, Durchfallursachen Kaninchen).

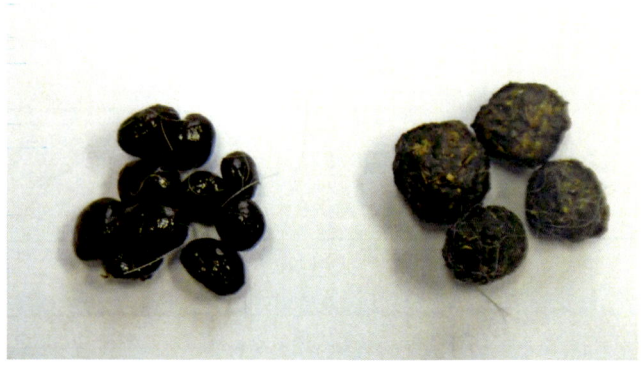

Abb. 2-1 Hartkot (re) und Caecotrophe (li) eines Kaninchens physiologisch

Pflanzenfressende **(Meerschwein, Chinchilla, Degu)** und einige getreidefressende Nager **(Hamster etc.)** produzieren nur eine Kotart (Hartkot), betreiben aber partielle **Koprophagie** zur Rückgewinnung der Darmflora und als Vitamin K- und B- sowie Protein-Quelle.

2.4 Allgemeine Ursachen

Durchfallursachen können primär **gastrointestinal** oder **extragastrointestinal** sein. Zu den häufigsten Durchfallursachen bei Kleinsäugern zählen diätische und infektiös entzündliche, gastrointestinale Ursachen, wobei Parasitosen keineswegs überwiegen, sondern eher die Dysbiosen. Von den extragastrointestinalen Ursachen spielen die Intoxikationen durch Medikamente und die Neoplasien die größte Rolle (▶ Abb. 2-2).

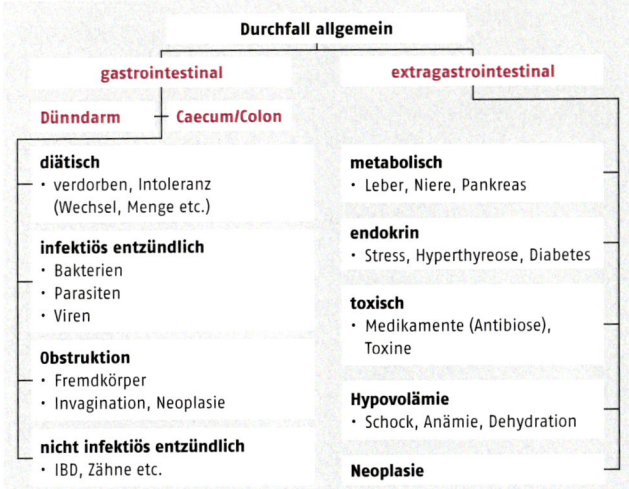

Abb. 2-2 Mögliche Durchfallursachen bei Kleinsäugern allgemein (nach Steiner 2009)

3 Diagnostische Aufarbeitung

Optimale, fallbezogene Therapie setzt systematische Aufarbeitung (Anamnese, klinische Untersuchung, Kotuntersuchung und ggf. weiterführende Untersuchung) voraus (Hein 2016b).

3.1 Anamnese

Der Vorbericht umfasst allgemeine Fragen zum Tier (Tierart, Rasse, Alter, Geschlecht, Impf- und Entwurmungsstatus etc.) und spezielle Fragen zu sonstigen klinischen Symptomen (Gewichtsverlust, Polydipsie [PD], Polyurie [PU] etc.) und anderen Grundkrankheiten. Fragen zum Durchfall (Dauer, Verlauf, Kotmenge, Absatzhäufigkeit, Tenesmus, Färbung, Beimengungen) ermöglichen eine erste Zuordnung zu Dünn- oder Dickdarm und geben Hinweise zum Schweregrad. Fragen zur Fütterung (Futterumstellung, Aufnahme von ungeeignetem Futter oder Fremdkörpern etc.), Haltung und nach Kontakt zu anderen Tieren zeigen mögliche Störfaktoren auf (▶ Tab. 3-1).

Tab. 3-1 Anamnese – wichtige Fragen

Nicht vergessen!		
☑	allgemeine Fragen	• Tierart, Rasse, Alter, Geschlecht? • Impf- und Entwurmungsstatus?
☑	sonstige Probleme	• sonstige klinische Symptome? • Vorerkrankungen/Grundkrankheiten?
☑	Durchfall	• Dauer, Verlauf? • Kotmenge, Absatzhäufigkeit, Tenesmus? • Färbung, Beimengung?
☑	Fütterung	• Was? • Futterumstellung? • Aufnahme von ungeeignetem Futter/ eines Fremdkörper?
☑	Haltung	• Wie? • Kontakt zu anderen Tieren?

Der Vorbericht sollte immer auf die verdauungsphysiologischen Besonderheiten der einzelnen Tierarten ausgerichtet sein. So ist es beim Kaninchen essenziell danach zu fragen, ob es sich um Caecotrophe ("intermittierender Durchfall") oder um „kontinuierlichen" Durchfall handelt. Wird Caecotrophe nicht oder nicht vollständig aufgenommen, fällt den Besitzern zunächst in den Morgen- und evtl. Abendstunden weicher Kot im Analbereich auf, während tagsüber zunächst noch weitgehend unveränderter Hartkot abgesetzt wird. Erst im weiteren Verlauf einer Dysbiose kann dieser dann auch verändert sein (Hein 2016b; Weiteres siehe auch ► Kap. 5.1.1.4, Kaninchen).

3.2 Klinische Untersuchung

Durchfall kann ohne weitere Störungen auftreten, kann aber auch ein Symptom einer anderen Krankheit oder ein zusätzliches Problem sein. Die klinische Untersuchung sollte daher immer den gesamten Körper umfassen und systematisch (nach Schema „F") erfolgen. Andernfalls werden möglicherweise diagnoserelevante Hinweise und/oder weitere Symptome und Krankheiten übersehen, die Auswirkungen auf Therapie und Prognose haben können.

Die Untersuchung sollte immer die Erfassung des Gewichts (► Abb. 3-1), der Temperatur, eine Adspektion (auch Gesamteindruck, Ernährungszustand, Kot, Umfangsvermehrungen, Zähne etc.), Auskultation (Kreislauf) und natürlich die Palpation (v. a. Lymphknoten, Abdominalorgane) umfassen (Hein 2009, 2016b; siehe auch ► Tab. 3-2).

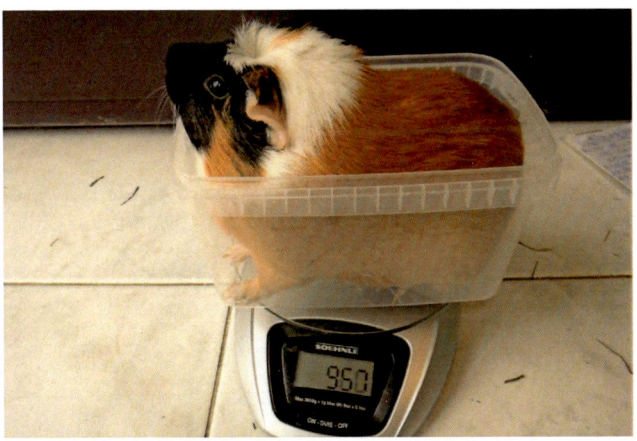

Abb. 3–1 Meerschweinchen auf der Waage

Tab. 3–2 Klinische Untersuchung – wichtige Punkte

Nicht vergessen!		
☑	Allgemeines	Gewicht, Körperinnentemperatur
☑	Adspektion	Gesamteindruck, Ernährungszustand, Umfangs-vermehrungen, Zähne, andere Auffälligkeiten, Kot etc.
☑	Auskultation	Herz, Lunge
☑	Palpation	v. a. Lymphknoten, Abdominalorgane

3.3 Kotuntersuchung

Für die makroskopische Begutachtung und die mikroskopische Nativuntersuchung auf bewegliche Einzeller wird möglichst frischer Kot verwendet. Bei der weiteren Suche nach Darmparasiten wird aufgrund der intermittierenden Ausscheidung die Anreicherung (s. u.) aus Sammelkotproben (ideal drei Tage) empfohlen (Steiner 2009, Hein 2015, Hein 2016b). Eine Auflistung möglicher Kotuntersuchungsverfahren ist in ▶ Tab. 3-3 zusammengestellt. Untersuchungsprofile der SYNLAB.vet finden Sie im Anhang.

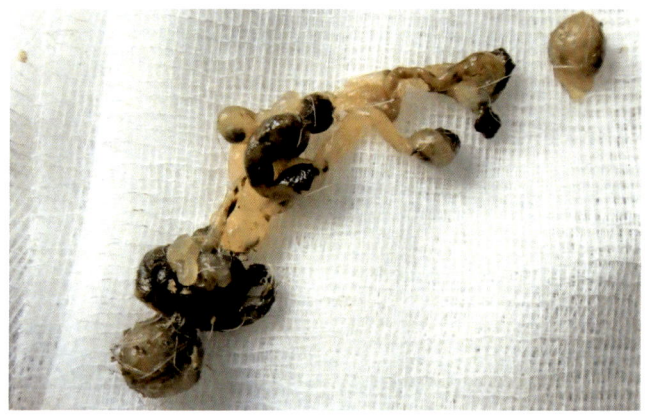

Abb. 3–2 Kot eines Kaninchens mit schleimigen Beimengungen bei Typhlocolitis

Tab. 3-3 Kotuntersuchungsverfahren
(in Anlehnung an Schmäschke 2014; Hein 2015, 2016b)

Verfahren	Untersuchung auf
Makroskopie	tierartspezifische Größe, Form, Konsistenz, Farbe und Beimengungen; Unterscheidung Dünndarm- vs. Dickdarmdurchfall, Hartkot vs. Caecotrophe (►Abb. 3-2)
Mikroskopie	
• nativ	• bewegliche Einzeller, Hefen, Eier (Frischkot)
• Flotation	• Nematoden- und Zestodeneier sowie Kokzidienoozysten (►Abb. 3-3)
• Flotation nach Anreicherung	• Nematoden- und Zestodeneier sowie Kokzidienoozysten (kombiniertes Sedimentations-/Flotationsverfahren)
• Larvenauswanderung	• Lungenwurmlarven (**Igel**; ►Abb. 3-5)
Giardien-ELISA	Giardien-Antigen (v. a. **Frettchen, Chinchilla**) (Screening: Schnelltests)
Bakteriologische Untersuchung	Kultur auf pathogene (Salmonellen) und fakultativ pathogene Keime inkl. Hefen, Bewertung der aeroben Darmflora, Keimdifferenzierung und ggf. Antibiogramm (bei Herbivoren sinnvoll bei lebensmittelliefernden Tieren; ►Abb. 3-4)
Virusnachweis	Verfahren je nach Erreger (EIA, PCR etc., v. a. **Frettchen**)

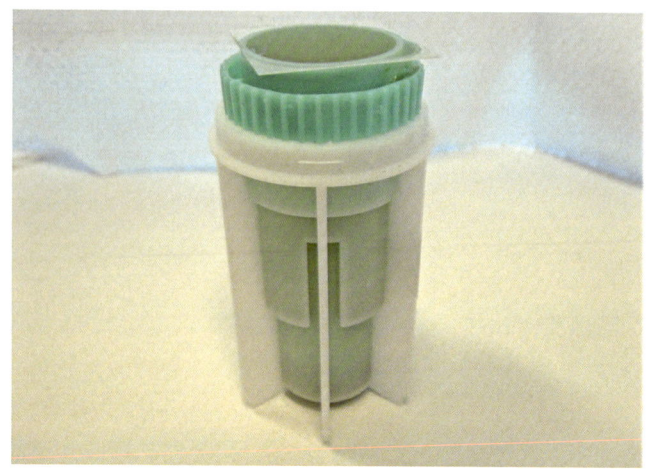

Abb. 3-3 Untersuchungskit für das Flotationsverfahren

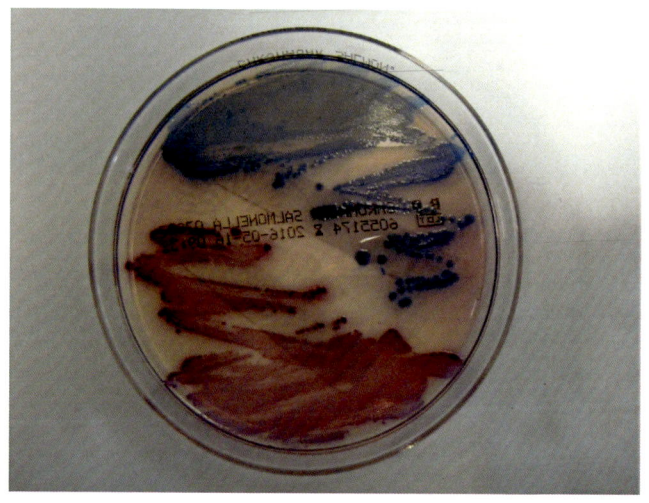

Abb. 3-4 Bakteriologische Untersuchung (Beispiel: CHROMagar Salmo-nella™ mit einer *Enterobacteriaceae*-Kultur [blau, oben] und einer *Salmonella*-Kultur [lila, unten])

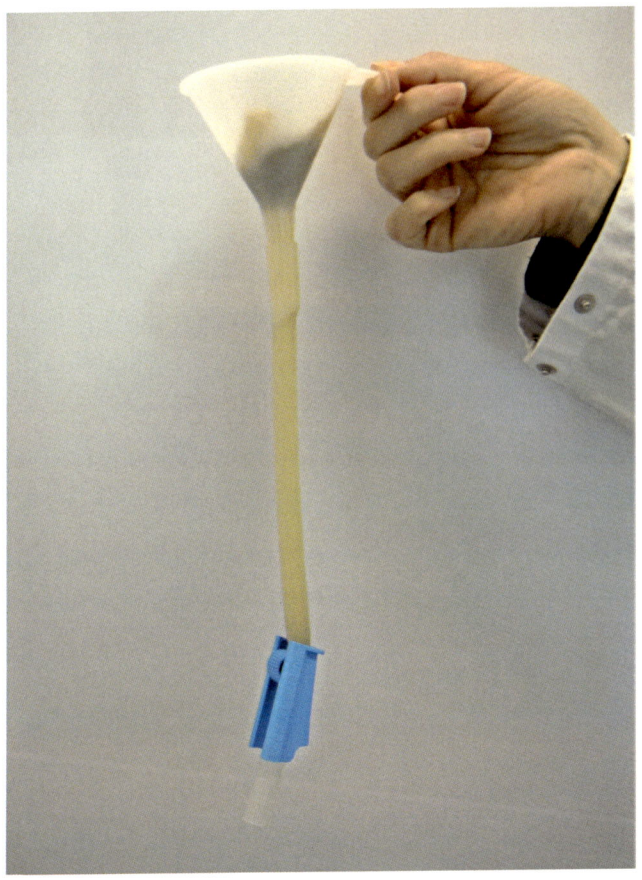

Abb. 3-5 Larvenauswanderungsverfahren nach Baermann–Wetzel zum Nachweis von Lungenwurmlarven

Ein Giardien-Schnelltest gilt als gutes Screeningmittel, sollte im positiven Fall aber immer durch einen anderen Test (ELISA, Mikroskopie) bestätigt werden. Die mikroskopische Untersuchung ist positiv beweisend, negativ aber sehr fraglich. Eine Auflistung der Testverfahren zum Nachweis von Giardien ist in ▶ Tab. 3-4 zusammengestellt.

Tab. 3-4 Untersuchungsverfahren zum Nachweis von Giardien mit Vor- und Nachteilen

Verfahren	Anmerkung
Mikroskopie	oft falsch-negativ, nur positiv beweisend, erfahrener Untersucher erforderlich (wenige, sehr kleine Zysten); Kotausstrich nativ oder nach Anreicherung mit Sedimentations-Flotationsverfahren
Schnelltests	Praxisschnelltests; falsch-positive und falsch-negative Ergebnisse möglich; Ablesbarkeit unterschiedlich gut
ELISA	Labortests besser als Schnelltests, sicherer als Mikroskopie
PCR	noch nicht Standard; positiv hohe Aussagekraft; unklar, ob Kreuzreaktionen mit Bakterien
Sektion	nur positiv beweisend

3.4 Blutuntersuchung

Die Blutuntersuchung ermöglicht die Diagnose von
- primären hämatologischen Veränderungen (Entzündung, Lymphom etc.),
- Organstörungen (Hepatopathie, Nephropathie etc.) und
- sekundären Folgeschäden (Blut-, Proteinverlust, Elektrolytverschiebungen etc.).

Bei der Beurteilung des weißen Blutbildes bei Kleinsäugern müssen einige Besonderheiten berücksichtigt werden. Die neutrophilen Granulozyten bei Kleinsäugern werden wegen ihrer leicht eosinophilen Färbung auch als **„pseudoeosinophile Granulozyten"** bezeichnet (▶ Abb. 3-6). Das **Blutbild** ist im Gegensatz zu Hund und Katze (granulozytäres Blutbild) mehr (Herbivore, Granivore) oder weniger (Karnivore, Insektivore) **lymphozytär** (Lymphozyten > Granulozyten).

Bei Stress steigt die Zahl der Granulozyten und Monozyten leicht an und die Zahl der Lymphozyten fällt (Verhältnis 50:50, sog. „**Stressleukogramm**"). Bei Entzündung verschiebt sich dieses Verhältnis zugunsten der segmentkernigen, neutrophilen Granulozyten (sog. **„Pseudolinksverschiebung"**; ▶ Abb. 3-7). Stabkernige, neutrophile Granulozyten und Leukozytose wie bei der „Linksverschiebung" von Hund und Katze, fehlen.

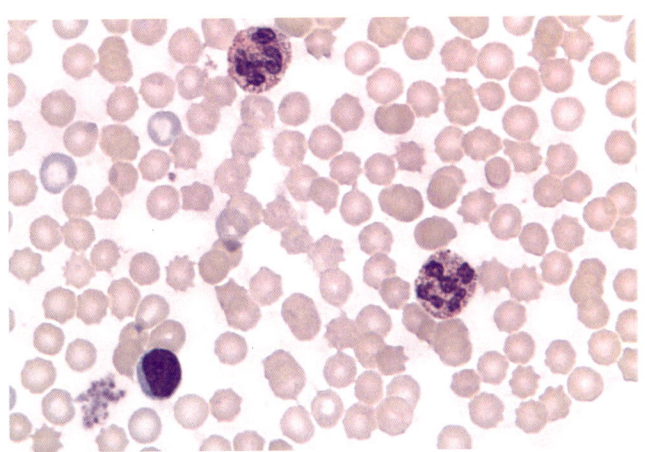

Abb. 3-6 Blutausstrich eines Kaninchens (100-fach, Ölimmersion) mit zahlreichen Erythrozyten, einem Lymphozyt (links), einem neutrophilen (rechts) und einem eosinophilen Granulozyten (oben, größer)

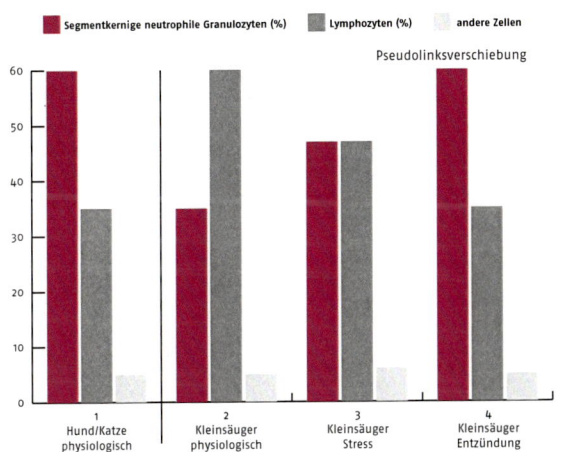

Abb. 3-7 Leukozytenverteilung bei Kleinsäugern im Vergleich zum Hund, bei Stress kommt es zur sog. „Pseudolinksverschiebung" (nach SYNLAB.vet aktuell 2015).

Die Zahl der **eosinophilen Granulozyten**, die bei Hund und Katze ein guter Marker für Parasitenbefall und allergische Reaktionen ist, steigt bei Parasitenbefall bei Meerschweinchen deutlich (bis zu 25 %), nicht aber bei Kaninchen (Hein 2009, 2011, 2014, 2015). Klassische allergische Reaktionen scheinen bei Kleinsäugern bisher noch keine wirkliche Rolle zu spielen. Auftretende „Durchfälle" nach Futterwechsel sind daher meist nicht „allergisch" bedingt, sondern Folge von plötzlichem Wechsel und/oder mangelnder Gewöhnung (▶ Kap. 5.1.1.3, Liegenlassen der Caecotrophe beim Kaninchen; Hein 2016a). Spezielle Untersuchungsprofile und Screenings der SYNLAB.vet finden Sie im Anhang.

3.5   Röntgen

Eine Röntgenuntersuchung ermöglicht durch unterschiedliche Darstellung von Gas, Flüssigkeit und Gewebe die Beurteilung der Körperhöhlen und ihrer Organe in Übersicht und zeigt so Tympanien, Fremdkörper, Bezoare, Umfangsvermehrungen und/oder Passagehindernisse auf. Durch Kontrastmitteluntersuchungen kann die Durchgängigkeit und Motilität des Magen-Darm-Trakts und die strukturelle Beschaffenheit des Darms (▶ Abb. 3-8) getestet werden (Hein 2009).

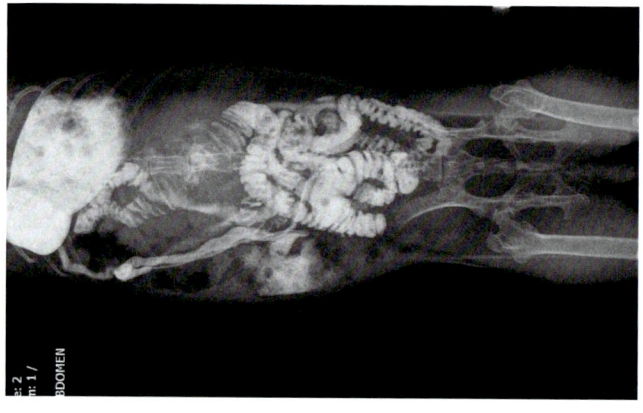

Abb. 3-8 Röntgenbild eines **Kaninchens** mit tumoröser Entartung und starker struktureller Dünndarmveränderung (v/d, Bariumpassage)

3.6   Ultraschall

Eine Ultraschalluntersuchung ermöglicht die strukturelle Darstellung des Darms und anderer Organe oder von Umfangsvermehrungen und ermöglicht so die direkte Beurteilung von Wandveränderungen (▶ Abb. 3-9), Inhalt, Durchblutung und gegebenenfalls auch der Funktion (Motilität; siehe auch Hein 2009).

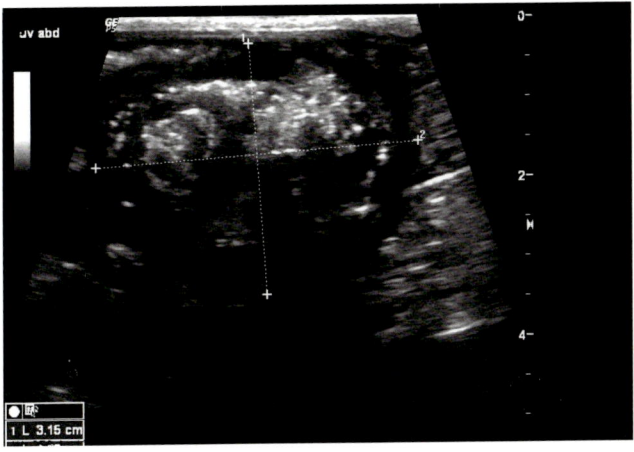

Abb. 3-9 Ultraschallbild des Dünndarms des **Kaninchens** aus Abb. 3–8 mit tumoröser Entartung und starker struktureller Dünndarmveränderung

3.7   Biopsie

In manchen Fällen ist die Probenentnahme mittels Endoskopie oder Probelaparatomie die einzige Möglichkeit zur endgültigen Diagnosefindung, v. a. wenn es sich um infiltrative Darmveränderungen handelt (v. a. **Frettchen**; siehe auch Fehr et al. 2014).

4 Therapie allgemein

Die Therapie einer jeden Krankheit beruht zunächst auf dem „ABC-DF-Schema" (▸ Abb. 4-1) und dient drei Aspekten:

- Kreislaufstabilisierung („ABC" ▸ Kap. 4.1),
- Behandlung der Ursache („D" ▸ Kap. 4.2) und
- Wiederherstellung der Normalfunktionen (Darm, Leber etc.; „F" ▸ Kap. 4.3).

„A" (airways) steht für „Atemwege frei", „B" (breathing) für „Atmung effektiv", „C" (circulation) für „Kreislaufstabilisierung", „D" (drugs) für erforderliche Medikamente und „F" (feeding) für die „Stabilisierung der Magen-Darm-Funktion" (Hein 2009, 2016a).

Therapie Durchfall: allgemein

A
Kreislaufstabilisierung
A (airways) frei, **B** (breathing) effektiv

B
C (circulation): Temperatur, Hydratation

C
Ursache behandeln D (drugs)
- Analgesie

D
- weitere Zufuhr verhindern
- Antiparasitika, Antibiotika
- Toxine binden?

F
Normalfunktion wiederherstellen
F (feeding): Magen-Darm-Funktion sicherstellen, Weiteres

Abb. 4-1 Durchfall-Therapie – ABCDF-Schema der Stabilisierung

4.1 Kreislaufstabilisierung

Durchfall kann nicht nur mit reduzierter Futteraufnahme, sondern auch mit starkem Flüssigkeitsverlust und metabolischer Entgleisung bis hin zum Kreislaufzusammenbruch einhergehen. Die Grundstabilisierung dient entsprechend der Kontrolle und Sicherstellung der Kreislauffunktion.

4.1.1 Temperatur

Bedingt durch ihre hohen Stoffwechselleistungen zeigen die meisten Kleinsäuger im Verlauf einer Infektion eher eine Hypothermie als eine Hyperthermie. Nur beim **Frettchen** treten im Verlauf von bakteriellen und viralen Infektionen häufig auch mehrere Tage andauernde Fieberphasen auf.

Sowohl Hypo- (Wärme) als auch Hyperthermie (Kühlung, Metamizol) müssen behandelt werden, um eine effektive Kreislauffunktion zu ermöglichen und weitere Schäden zu verhindern. Normothermie ist Voraussetzung für die Resorption von Flüssigkeit (▸ Tab. 4-1).

Tab. 4-1 Physiologische Körperinnentemperaturen (in °C) bei Kleinsäugern (nach Carpenter 2013, Sassenburg 2015)

Tierart	T (°C)
Kaninchen	38,5–40,0
Meerschweinchen	37,2–39,5
Chinchilla	36,1–37,8
Degu	38,1–39,5
Hamster	37,0–38,0
Maus	36,5–38,0
Ratte	35,9–37,5
Gerbil	37,0–38,5
Frettchen	37,8–40,0
Igel	35,0–36,0

4.1.2 Hydratation

Durchfall geht oft mit starkem Flüssigkeitsverlust einher, der ausgeglichen werden muss. Die Infusionsmenge richtet sich nach dem Bedarf, der sich aus Erhaltungsbedarf + Defizit + Verlust zusammensetzt (▸ Tab. 4-2).

Der Erhaltungsbedarf wird in der Literatur unterschiedlich angegeben und variiert in Abhängigkeit vom Fettgehalt und von der natürlichen Umgebung der Tiere und ihrer Fähigkeit, Wasser zu speichern (z. B. **Gerbile** aus Wüstenregionen). In der Notfallmedizin bei Hund und Katze verwendet man das metabolische Körpergewicht (kg KGW ^{0,75}) multipliziert mit 70, d. h. je kleiner ein Tier ist, umso höher ist der Erhaltungsbedarf (Silverstein und Sandoro-Beer 2014). In der amerikanischen Literatur wird der **Erhaltungsbedarf** von **Kaninchen** mit 50–120 ml/kg/Tag angegeben und bei Dehydratation mindestens der 2–3-fache Erhalt verabreicht (Cheeke 1987, Carpenter 2013). Andere Autoren geben einen Erhaltungsbedarf von 100–120 ml/kg/d für **Kaninchen**, 70–90 ml/kg/d für **Frettchen**, 40–70 ml/kg/d für **Gerbile** und 150 ml/kg/d für **Mäuse** an (Orcutt 2005).

Abgesehen von Schockbolusgaben (s. u.), sollte bei intravenösen Dauertropfinfusionsgaben über 70 ml/kg/Tag immer darauf geachtet werden, dass keine Volumenüberladung erfolgt; Herzfunktion und Harnproduktion sollten entsprechend überprüft und überwacht werden (Graham und Mader 2012). Der Bedarf wird im Normalfall mit kristalloider Vollelektrolytlösung innerhalb von 24 Stunden ausgeglichen. In milden Fällen sind subkutane Infusionen (in 2 Teilmengen) ausreichend, bei stärkerem Verlust oder Kreislaufproblematik (Hypothermie) sind intravenöse/intraossäre Infusionen notwendig.

Tab. 4-2 Infusionsmengen (in Anlehnung an Orcutt 2005, Silverstein und Sandoro-Beer 2014)

Indikation	Dosierung
Infusionsmenge allgemein	**Infusionsmenge** **= Erhaltungsbedarf** (metabolisches Körpergewicht = kg $KGW^{0,75} \times 70$) (= 40–60 ml/kg/Tag oder 2–4 ml/kg/Std.) **+ Defizit** (Grad der Dehydratation bezogen auf das KGW in %) **+ Verlust** z. B.: 2 kg Kaninchen, 5 % Dehydratation, 50 ml Durchfall/Tag → Erhalt: 2 $kg^{0,75} \times 70$ = 1,68 kg × 70 = 118 ml → Defizit: 5 % × 2 kg = 0,1 kg = 100 ml → Verlust: 50 ml → ges.: 268 ml/24 Stunden auf 2 × s. c. oder 11 ml/kg/Stunde i. v.
leichte bis mittel-gradige Dehydra-tation	75–150 ml/kg/Tag kristalloide Vollelektrolytlösung (Ringer etc.) auf 2 Gaben verteilt s. c. oder 3–6 (–10) ml/kg/Stunde über 24 Stunden i. v.
Schock	Bolusinfusion 10–20 ml/kg kristalloide Vollelektrolytlösung (Ringer etc.) i. v. oder i. p. über 15–30 Min. (ggf. wiederholen)
hochgradiger Volumenmangel-/Endotoxinschock	3–5 ml/kg hypertone NaCl-Lösung (7 %) 1 × i. v. über 10–15 Min.

Indikation	Dosierung
Hypalbuminämie	2–5 ml/kg (max. 20 ml/kg /Tag) kolloidale Lösung (HES) 1×i.v. über 10–30 Min. (max. Infusionsrate 20 ml/kg/Stunde)
Hypoglykämie (bewiesen!)	0,5–1 mg/kg Glukose 40% in kristalloider Vollelektrolytlösung 1×i.v.

Herbivore, insbesondere **Kaninchen**, reagieren auf Stress und Obstruktionen nicht, wie erwartet, mit Hypoglykämie und Hungerketose, sondern mit Hyperglykämie und teilweise diabetischer Ketoazidose (Harcourt-Brown und Harcourt-Brown 2012). Glukose sollte bei ihnen entsprechend nur gegeben werden, wenn die Hypoglykämie auch bewiesen ist, um eine diabetische Stoffwechsellage zu vermeiden.

4.2 Behandlung der Ursache

Zur Behandlung der Ursache gehört nicht nur, das ursächliche Problem zu beseitigen (Endoparasitika, Antibiotika, Fremdkörper etc.), sondern auch die Folgestörung mit zu behandeln (Schmerz, Toxine etc.) und den Körper bei der Wiederherstellung seiner Funktionen zu unterstützen.

4.2.1 Analgesie

Schmerz hat nicht nur starken Einfluss auf das Wohlbefinden, sondern auch auf Futteraufnahme, Darmmotilität und Kreislauffunktion. Wenn Schmerz vermutet wird, sollte er entsprechend auch bekämpft werden. Bei Störungen des Magen-Darm-Trakts ist **Metamizol** (50–65 mg/kg alle 4–6 h p.o., s.c.) zunächst Mittel der Wahl, da es schnell und sehr gut wirksam ist und bei Spasmen krampflösend aber nicht entspannend wirkt (keine Hypomotilität im Gegensatz zu Butylscopolamin; Cave: Kontraindikation bei Herbivoren!).

Nichtsteroidale Antiphlogistika (z. B. Meloxicam 0,2–0,5 mg/kg 1–2×tgl. p.o., s.c.; Carprofen 2–4 mg/kg 1–2×tgl. s.c.) sind immer dann indiziert, wenn die Ursache entzündlich ist. Vor der Gabe sollte der Patient aber rehydriert, Nieren- und Leberfunktion sichergestellt und Magenulzera ausgeschlossen sein (Kraft et al. 2012).

Die Verwendung von **Opiaten** (einzeln oder in Kombination mit anderen Analgetika) ist möglich, wird wegen der sedierenden Wirkung bei Herbivoren aber meist nur genutzt, wenn kein Metamizol zur Verfügung steht (England, USA).

4.2.2 Weitere Aufnahme verhindern

Ist die Aufnahme von ungewohnten und/oder unverträglichen Futtermitteln (siehe auch Fütterung), Fremdkörpern etc. Durchfallursache, sollte diese gestoppt werden.

4.2.3 Antiparasitika

Bereits ein geringer **Kokzidien- oder Nematodenbefall** sollte sehr ernst genommen und unbedingt bis zur vollständigen Eliminierung therapiert werden (▶ Tab. 4-3). Präparate für Igel sind in ▶ Tab. 5-9, S. 89 f.) aufgeführt.

Ein **Passalurusbefall** beim **Kaninchen** oder ein **Giardienbefall** (Zoonose) beim **Chinchilla** dagegen wird erst behandelt, wenn Symptome (Durchfall, Gewichtsverlust etc.) auftreten. Wichtig ist immer, alle Kontakttiere mit zu behandeln und die Umgebung entsprechend zu dekontaminieren.

Tab. 4-3 Dosierungen von Antiparasitika bei Kleinsäugern (nach Beck und Pantchev 2013)

Parasit	Wirkstoffe	Dosierung	Präparate (Beispiele)
Giardien	• Fenbendazol	• 20–25 mg/kg 1 × tgl. 5–7 Tage	• Panacur Suspension® 10 %
	• Sulfonamide	• 15 mg/kg 1 × tgl. 5 Tage – 3 Tage Pause – 5 Tage	• Retardon® 200 mg/ml
	• Metronidazol	• 15–25 mg/kg 2 × tgl. 1–4 Wochen	• Metrobactin® 250 mg
	• Dimetridazol	• 1 g/l Trinkwasser 1 × tgl. 40 Tage	• chevi-col® 12,5 mg
	• Umgebungsbehandlung!	• Dampfstrahler, Trockenlegen, Fellreinigung etc.	

Parasit	Wirkstoffe	Dosierung	Präparate (Beispiele)
Kokzi-dien	• Sulfonamide	• 40 mg/kg 1 × tgl. 5–10 Tage	• Kokzidiol SD®, Sulfaquinoxalin Na 100 %, Sulfa-quinoxalin-Na 100 %, Sulfena-zon 1 g/g
	• Toltrazuril	• 10 mg/kg 1 × tgl. (2 Tage – 5 Tage Pause etc.)	• Baycox® 25 o. 50 mg/kg
	• Amprolium	• 25 mg/kg 2 × tgl. über 5–7 Tage	• Chevi-kok®, Coccibal® 200 mg/ml
Helmin-then	• Fenbendazol	• 5–50 mg/kg 1 × tgl. 3–5 Tage	• Panacur® Suspension 10 %
	• Febantel	• 5–20 mg/kg 1 × tgl. 1–3 Tage	• Rintal® 1,9 %
	• Ivermectin	• 0,2–0,4 mg/kg 1 × tgl., 2–3 × Abst. 7–14 Tage (s. c., p. o., spot on)	• Ivomec®

Beachte: Zulassungen (Umwidmung) und spez. Dosierungen für einzelne Tierarten!
Weitere Präparate unter www.vetidata.de
Immer alle Partnertiere behandeln, Umgebung reinigen!

4.2.4   Antibiotika

Bakterielle Infektionen sollten nach Antibiogramm behandelt werden. Bei kleinen Herbivoren (Kaninchen, Meerschweinchen, Chinchilla, Degu) können Antibiotika mit vorwiegend gram-positivem
Wirkspektrum („PLACE"-Regel) fatale Enterotoxämien hervorrufen.

PLACE-Regel

Penicilline, **L**incomycin, **A**mpicillin, **A**moxicillin, **C**ephalosporine,
Clindamycin und **E**rythromycin
sollten **nie** bei Meerschweinchen, Degus und Chinchillas angewendet
werden und bei Kaninchen nur in Ausnahmefällen per injectionem!

Darüber hinaus gibt es noch einige bekannte Unverträglichkeiten
(direkte oder indirekte Schädigung der Darmflora), die zu antibiotika-induziertem Durchfall führen können (▶ Tab. 4-4; Rosenthal
2004, De Matos 2009)

Tab. 4-4 Antibiotika mit bekannter toxische Wirkung für Kleinsäuger (nach Rosenthal 2004, De Matos 2009)

Tierart	toxische Antibiotika
Kaninchen	• PLACE-Antibiotika (s. o.) • Tylosin bei p. o.-Gabe und z. T. auch parenteral darmtoxisch
Meerschweinchen	• PLACE-Antibiotika (immer) darmtoxisch; Tetrazyklin (ggf. darmtoxisch) • Chloramphenicol, Aminoglykoside (Gentamycin, Neomycin, Streptomycin) ototoxisch in hohen Konzentrationen
Chinchilla, Degu	• PLACE-Antibiotika (immer), Metronidazol (in hohen Dosen) darmtoxisch • Chloramphenicol, Aminoglykoside (Gentamycin, Neomycin, Streptomycin) ototoxisch in hohen Konzentrationen
Hamster	• PLACE-Antibiotika + andere Penicilline (Carbenicillin, Ticarcillin), Tylosin, Tetracycline, Bacitracin, Vancomycin, Chloramphenicol (in hohen Dosen) darmtoxisch • Aminoglykoside (Gentamycin, Neomycin, Streptomycin) ototoxisch
Gerbil	Streptomycin, Dihydrostreptomycin, Amoxicillin, Metronidazol darmtoxisch
Maus	Streptomycin darmtoxisch
Ratte	Nitrofurantoin neurotoxisch

Es gibt aber auch Antibiotika, die sich wegen ihres gram-negativen Wirkspektrums gut zur Behandlung von Dysbiosen (Überwucherung mit gram-negativen Bakterien und Clostridien) eignen (► Tab. 4-5). Insbesondere Gyrasehemmer (Enrofloxacin, Marbofloxacin) werden gerade bei den Herbivoren bei Dysbiosen und clostridienbedingten Tympanien begleitend genutzt, um die Vermehrung der „negativen" toxinbildenden Darmflora zu hemmen, damit sich die „gute" Darmflora (gram-positiv) mit entsprechender Substratgabe wieder erholen kann. Ebenfalls als darmfloraverträglich gelten Trimethoprim-Sulfonamide und Chloramphenicol (Einsatz v. a. bei Verdacht auf *Lawsonia*-Infektion; Rosenthal 2004, Varga 2013).

Tab. 4-5 Magen-Darm-verträgliche Antibiotika für Kleinsäuger (nach Kraft et al. 2012; bei mehrmals täglicher Gabe niedrige Dosierung verwenden (* = zugelassene Präparate bei Kaninchen und Nagetieren)

Antibiotikum	Dosierung	Präparate (Beispiele)
Enrofloxacin*	5–20 mg/kg 1–2 × tgl. p. o., (s. c.)	Enrobactin® 25 mg/kg Orniflox® 25 mg/kg Kaninchen auch: Baytril® 10 %, Baytril® 25 mg/ml, Enrotron® 100 mg/ml etc.
Metronidazol	10–50 mg/kg 2–3 × tgl. p. o., (s. c.)	Metrobactin® 250 mg
Trimethop.–Sulfonamid	15–30 mg/kg 1–2 × tgl. p. o., (s. c.)	Borgal® Lsg. 24% etc.
Chloramphenicol	20–50 mg/kg 2–4 × tgl. p. o.	Chloromycetin Palmitat® 25 mg

Beachte: Zulassungen (Umwidmung) und spez. Dosierungen für einzelne Tierarten! Weitere Präparate unter www.vetidata.de

4.2.5 Antimykotika

Einige Präparate (Nystatin Albrecht®, RodiCare® Nystatin 100.000 IE/g) sind als Breitspektrumantimykotikum (Wirkstoff Nystatin) für die Behandlung von oralen oder gastrointestinalen Candida- oder Hefepilz-Infektionen bei den meisten Kleinsäugern zugelassen (1 ml/kg bzw. 1 g/kg 2–3 × tgl. p. o. 14 Tage). Da Hefen in gewissem Maße bei den meisten Kleinsäugern, v. a. den Herbivoren, zur normalen Darmflora zählen, werden sie in vielen Probiotika aber auch gezielt zugesetzt (z. B. Fibreplex®). Es sollte daher von Fall zu Fall abgewogen werden, ob tatsächlich eine behandlungswürdige Überwucherung vorliegt und eine komplette Eliminierung erwünscht ist. Vielleicht reicht auch eine Reduktion der Hefenzahl, oder sogar die Behandlung der Grundursache der Dysbiose und ein Zuckerentzug zur Dezimierung aus.

4.2.6 Toxine binden/ausscheiden

Bei schaumiger Gärung kann **Gas** im Magen-Darm-Trakt mit **Dimeticon** (Dimeticon Albrecht® 0,5–1 ml/kg 3–6 × tgl. p. o.) gebunden werden.

Toxinbindende und beruhigende Funktion im Magen-Darm-Trakt scheinen Präparate mit **Huminsäure** (Dysticum® 1 g/kg auf 2 × tgl. 1–3 Tage p. o.) oder Bariumsulfat (5–10 ml/kg 1 × tgl. p. o.) zu haben. In der englischen Literatur werden auch Präparate mit Kaolin-Pektin (Kaopectate® 0,25–0,5 ml/kg 1–2(4) × tgl.) als Absorbens erwähnt. Bei Herbivoren kann es aber, ähnlich wie bei Aktivkohle, durch Eindickung der Ingesta zu Obstipationen führen und sollte daher mit Vorsicht verwendet werden. Pektin (Pulver aus dem Reformhaus, ca. 1 Messerspitze/kg 1–2 × tgl., Wolf 2016b) wird ebenfalls eine Funktion als Absorbens, Protektivum und Substrat für die Propriobakterien bei Herbivoren zugeschrieben. Wissenschaftliche Daten fehlen aber auch hier.

Oft ist die **beschleunigte Ausscheidung** effektiver als die Toxinbindung. Bei Karnivoren kann Erbrechen hervorgerufen werden (Apomorphin 0,1 mg/kg 1 × tgl. s. c.), bei Herbivoren und Granivoren, bei denen ein **Erbrechen nicht möglich** ist, muss die Ausscheidung mit dem Kot beschleunigt werden (**hygroskopische Wirkung von Laktulose** 1(–3) ml/kg 2(–3) × tgl.; hohe Dosis bei Obstipation).

Möglicherweise hat auch die Gabe von **motilitätsfördernden (und antiemetischen) Präparaten** eine positive Wirkung. Kurzzeitig (max. 3 Tage, Gefahr der nachfolgenden Hypomotilität) kann Metoclopramid (0,5 mg/kg p. o. oder s. c. alle 6–8 Stunden) oder Cisaprid (0,5 mg/kg p. o. alle 8–12 Stunden) appliziert werden. Beide Wirkstoffe fördern die Magenmotorik (Cisaprid auch die Darmmotorik). Da die Magenmuskulatur bei Herbivoren aber nur wenig ausgeprägt ist, liegt die Wirkung mehr in der Antiemese als in der Motilitätssteigerung. Den Vorschub durch Futter können sie nicht ersetzen. In hoher Dosierung kann Metoclopramid zudem extrapyramidale Wirkungen (Unruhe, Zittern, Ataxie, Sedation, Nausea, erhöhte Krampfaktivität etc.) haben, daher wurden in der Humanmedizin 2014 hochkonzentrierte Präparate vom Markt genommen.

Forcierte Handfütterung (▶ Kap. 4.3.1) ist am effektivsten, um den Vorschub zu gewährleisten.

4.3 Wiederherstellung der Normalfunktion

4.3.1 Zufütterung

Jede Störung der Darmfunktion hat gerade bei **Herbivoren** massive Auswirkungen auf die Darmflora und kann bereits nach wenigen Tagen fatal enden. Bei Herbivoren, deren Energiegewinnung physiologischerweise rein über bakterielle Fermentierung von Rohfaser erfolgt, gilt es also, genau diese Darmflora durch Zufuhr der richtigen Substrate zu erhalten und zu fördern. Die Rohfaser hat bekanntlich eine große Bedeutung für den Zahnabrieb, die Magenentleerung, die Prävention von Durchfällen und die mikrobielle Verdauung im Dickdarm (Kamphues et al. 2014). Da es aktuell keine entsprechenden Präparate auf dem Markt gibt, die die Darmflora der unterschiedlichen Tierarten ersetzen können (▶ Kap. 4.3.3, Prä- und Probiotika), hilft es vor allem, speziesgerecht zu füttern.

Ohne entsprechende Fütterung kommt es bei Herbivoren (▶ Kap. 5.1) durch fehlenden Vorschub zu Hypomotilität mit Ruhen des Futterbreis, nachfolgender Dysbiose, Fehlgärung, Tympanie und Enterotoxämie. Zudem werden sehr schnell Fettdepots mobilisiert, was besonders bei **Kaninchen** zu Leberlipidose führen kann. Herbivore benötigen entsprechend rohfaserreiche, eher energiearme Nahrung. Fertigprodukte für die Handfütterung (z. B. Critical Care®, RodiCare Instant®, Herbi Care Plus® etc.) sind verfügbar. Stehen keine Fertigprodukte zur Verfügung, können übergangsweise rohfaserreiche Pellets aufgelöst werden. Babybreie auf Gemüse- und Getreidebasis sind aufgrund ihres hohen Zucker- und geringen Rohfasergehalts ungeeignet und können allenfalls in geringen Mengen als Geschmacksverstärker zugesetzt werden.

Die direkte Zufuhr von zu viel Energie (Zucker, Getreide, Obst etc.) in den Darm fördert bei herbivoren Kleinsäugern das Wachstum v. a. von gram-negativen Enterobacteriaceae (*E. coli* etc.), Clostridien und Hefen und verdrängt die lebenswichtige, rohfaserverwertende Darmflora. Milchbreie dürfen nur bei noch nicht abgesetzten Jungtieren Verwendung finden.

Futtermenge und Häufigkeit der Verabreichung sind abhängig vom Grad der Anorexie, der Art der Futtergabe (oral per Spritze oder per Sonde) und vom Ernährungszustand des Tieres. Im Idealfall kann der Patient mit schmackhaftem Futter (Frischfutter, Kräuter, im

Ausnahmefall ggf. auch Fertigfutter) dazu gebracht werden, wieder selbständig zu fressen. Gelingt dies nicht, muss entsprechend des Gewichtsverlustes zugefüttert werden.

Zufütterung nach Gewichtsverlust

Gramm Gewichtsverlust = ml zähflüssiger Futterbrei
Erhalt ca. 50 ml/kg/Tag auf 3–8 Portionen

Da die Tiere in freier Natur viele kleine Portionen aufnehmen und dies vor allem in der Dämmerung und Nacht erfolgt, wird die Futtermenge auf drei (leerer Magen) bis acht Portionen (voller Magen) aufgeteilt, wobei die Hauptfütterung in den Dämmerungs- und Nachtstunden erfolgen sollte. Um dem Besitzer die Eingabe per Spritze zu erleichtern, bietet es sich an, den zähflüssigen Brei mit abgeschnittener 1-ml-Spritze einzugeben (▶ Abb. 4-2).

Nehmen die Tiere selbst genug Futter auf, ist es wichtig, bis zur Stabilisierung der Darmflora konstant zu füttern (kein Futterwechsel) und keine Schwankungen im Wasser- und Zuckergehalt zuzulassen. Das heißt, es sollte über 1–3 Wochen immer die gleiche Mischung kohlenhydratarmer Produkte, die das Tier gewohnt ist, gefüttert werden. Süße Leckerbissen/Fertigfutter, Obst und Wurzelgemüse sollten bis zur Stabilisierung weggelassen werden (▶ Kap. 5.1.1.4).

Granivore Mäuse-, (▶ Kap. 5.2) Hörnchenverwandte (energiereiche, eher rohfaserarme Ernährung) können kurzzeitig mit gemahlenen Saatmischungen, Getreidebrei oder Schmelzflocken etc. (aufgewertet mit Protein und ggf. etwas Gemüse) zugefüttert werden. Zu fettreiche Produkte (Ölsaaten, Sonnenblumenkerne, Mehlwürmer etc.) sollten auf ein Minimum beschränkt sein.

Karnivore Frettchen (▶ Kap. 5.3; protein- und fettreiche, kohlenhydratarme Ernährung) können mit entsprechenden Schon-/Aufbaudiäten für Katzen gefüttert werden.

Insektivore Igel (▶ Kap. 5.4; protein- und fettreiche Ernährung) können in der Rekonvaleszenzphase mit Aufbaudiäten (Hill´s Prescription Diet a/d®, Royal Canin Recovery®; Royal Canin Convalescens Support®; Jungtiere: Katzenmilch [Laktosegehalt < 1 g/100 g]) für Hunde und Katzen gefüttert werden (4–5 × tgl. 10–30 ml).

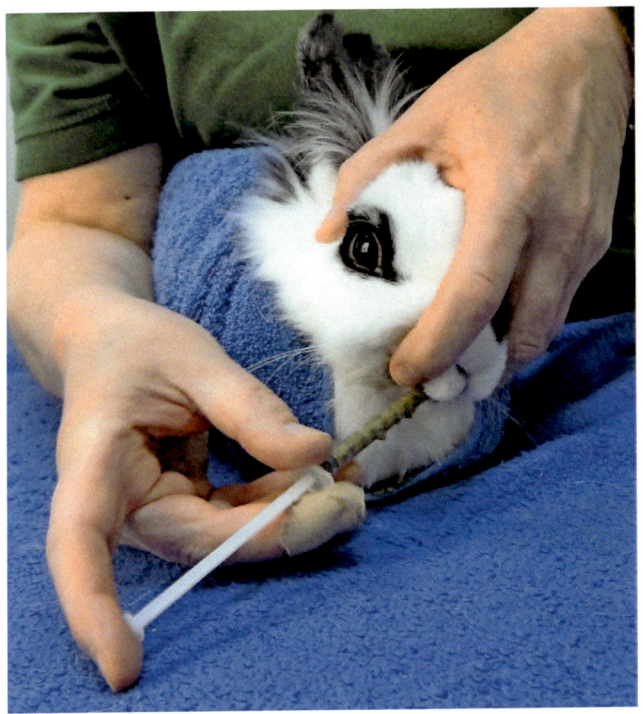

Abb. 4-2 Handfütterung beim Kaninchen mit abgeschnittener 1-ml-Spritze und Fixation im Handtuch – nur die Lippe wird angehoben, nicht der Kopf.

4.3.2 Häufige Fragen zu „Diäten" bei Herbivoren

Gabe von Frischfutter?
Frischfutter (aus dem Freiland) ist bei Pflanzenfressern die natürliche Lebensgrundlage. Sogenannte „Frischfutterunverträglichkeiten" gibt es nicht wirklich. Aber es gibt Intoleranzen auf unregelmäßige und/ oder ungewohnte Gabe. Zucht- und Masttiere werden auf Zuchtleistung und Gewichtszunahmen gezüchtet und bekommen entsprechendes Leistungsfutter, das Jungtiere dann ebenfalls erhalten. Über Jahre gegeben führt diese Fütterung aber zu Adipositas, Zahnproble-

men und nachfolgenden Verdauungsstörungen und Organschäden. Um beim Heimsäuger Dauerschäden zu vermeiden, sollte möglichst bald (Beginn 1–2 Wochen nach Eingewöhnung im neuen Zuhause) langsam vom Fertigfutter auf strukturiertes Frischfutter umgestellt werden. Das Fertigfutter wird entsprechend über einige Wochen ausgeschlichen und das Frischfutter parallel, langsam und gleichmäßig (2 × tgl.), zunächst in kleinen Portionen (blatt-/streifenweise) eingeführt, damit sich die Darmflora entsprechend anpassen kann. Auch Kohl, der zunächst nur in kleinen Mengen gegeben wird, ist so problemlos. Wird die Caecotrophe kurzzeitig aufgrund von Geruchs-/Geschmacksveränderungen liegengelassen, sollte die Frischfuttermenge ggf. nochmals leicht reduziert, aber nicht abgesetzt werden. Je nach Herkunft des Frischfutters (Gewächshaus) ist die Vitamin/Mineralstoffversorgung u. U. nicht optimal und kann durch eine kleine Menge Mineral-/Zuchtfutter (1 Essl./kg KGW) ausgeglichen werden (Wolf 2016b; siehe auch ▸ Kap. 5.1.1.1).

Gabe von Kraftfutter, Karotten und Obst?
Wird erstmals Frischfutter angeboten und der Blinddarmkot nachfolgend liegengelassen oder kurzzeitig weicherer Kot abgesetzt, wird fälschlicherweise oft das Frischfutter abgesetzt und dafür wieder mehr Kraftfutter oder Karotten gefüttert. Gerade dieser Kohlenhydratüberschuss begünstigt aber die Dysbiose. **Bei Durchfall bei Herbivoren gilt entsprechend: „Kohlenhydrate raus, Faser rein".**
Während der Zuckergehalt bei den meisten Gräsern, Heu, Trockenschnitzeln und auch Hafer- und Weizenkörnern unter 100 g/kg TS liegt, beträgt er bei Äpfeln 700 g/kg TS, Bananen 600 g/kg TS, Salatgurke 567 g/kg TS (!), Kohlrabi 440 g/kg TS und Karotte 406 g/kg TS (Wolf 2016a). Ein darmgesundes, schlankes Tier darf aber durchaus auch mal ein Stück Leckerbissen/Fertigfutter (< 1 EL/kg KM) „naschen", im Napf zur freien Verfügung sollten diese aber nie stehen. Vorsicht ist entsprechend auch bei Futtermischungen gegeben, da neben Gräsern oft noch gepresstes und/oder gepopptes, eingefärbtes Getreide, Johannisbrot und getrocknetes Obst enthalten sind. Obst sollte frisch aufgeschnitten werden, da es innerhalb weniger Stunden von Hefen überwuchert wird (10^3 KbE/g innerhalb von 2 Stunden, Wolf 2016a; siehe auch ▸ Kap. 5.1.1.1).

Heudiät?

Prinzipiell ist eine Heudiät geeignet, um Kokzidien und toxinbildende Bakterien und Hefen „auszuhungern". Der Zeitaufwand zur Deckung des Energiebedarfs ist bei alleiniger Heufuttergabe (Beispiel 2 kg-Kaninchen: erforderliche Aufnahme je nach Qualität 180 g US/Tier/Tag dauert 24 Stunden) gegenüber Gras (erforderliche Aufnahme 800 g/US/Tier/Tag dauert 14 Stunden) zu lang (Wolf 2016a).

Ein weiteres Problem ist, dass Tiere, die unter einer diätischen Dysbiose leiden, diese zumeist entwickelt haben, weil sie zu wenig Rohfaser (Heu) fressen. Bietet man diesen Tieren bei Dysbiose nur Heu an, verweigern sie dies meist und fressen gar nicht mehr. Ausbleibende Futteraufnahme führt zu Hypomotilität, Dysbiose und Tympanie und kann innerhalb weniger Tage fatal enden. Wird eine „Heudiät" angeboten, muss also sichergestellt sein, dass auch wirklich ausreichend Heu aufgenommen wird (2 × tägl. Gewichtskontrolle). Bei Gewichtsverlust muss mit entsprechenden Futterbreien (Menge = Gewichtsverlust) zugefüttert werden.

4.3.3 Prä- und Probiotika

Präbiotika (meist Kohlenhydrate, wie Lactose, Pektine, Oligosaccharide etc.) sind Lebensmittelbestandteile, die ihren Wirt günstig beeinflussen sollen. Sie dienen bestimmten Bakterien (z. B. Laktobakterien, Bifidobakterien) als Nahrungsgrundlage, um deren Wachstum und/oder die Aktivität anzuregen und so die Zusammensetzung der Darmflora zu beeinflussen.

Pektine fördern die fibrolytische Tätigkeit, steigern die Konzentration an flüchtigen Fettsäuren, besitzen als verdauliche Fasern eine fördernde Wirkung auf die Darmgesundheit und scheinen so das Mikrobiom positiv zu beeinflussen (Combes et al. 2013). Übertragbare wissenschaftliche Daten über die Wirksamkeit beim Kleinsäuger gibt es bisher aber nicht.

Probiotika sind Zubereitungen lebensfähiger Mikroorganismen, die durch Verdrängung der vorhandene Flora und Produktion von antibakteriellen Stoffen einer Fehlbesiedlung im Darm entgegenwirken sollen. Inwiefern die Präparate die Magenpassage überleben, welche Erregermengen für einen sichtbaren Effekt nötig sind und ob auch physiologische, „gute" Bakterien verdrängt werden, wird derzeit noch diskutiert und untersucht.

Prä- und Probiotika sind in verschiedenen Zusammensetzungen verfügbar. Die derzeit auf dem Markt befindlichen Produkte enthalten aber jeweils nur einzelne Bakterienarten (z. B. *Enterococcus faecium, Bacillus cereus, Lactobacillus fermentum, L. casei, L. plantarum, L. acidophilus, Streptococcus faecium* etc.), die je nach Tierart aber u. U. bei gesunden Tieren kaum eine Rolle in der Darmflora spielen (z. B. Laktobakterien bei **Kaninchen**) und in keiner Weise das weite Bakterienspektrum der Darmflora wiederspiegeln. Dass viele der Präparate Hefen (*Saccharomyces boulardii* oder *cerevisiae*) beinhalten, zeigt, dass nicht alle „Hefen" pathogen sind, stellt ihre Zufuhr bei gleichzeitiger Gabe von Nystatin aber infrage.

Vergleicht man die Zusammensetzung der Darmflora der verschiedenen Tierarten mit der Zusammensetzung der aktuell verfügbaren Produkte, wird klar, dass keines dieser Produkte die Darmflora „wieder aufbauen" kann. Ein gewisser positiver Effekt im Rahmen der Dysbiosebehandlung (Zuckerabbau, antibakterielle Stoffe etc.) scheint aber möglich. Wünschenswert für die Zukunft sind Produkte, die mehr auf die natürliche Darmflora von Herbivoren ausgerichtet sind und so v. a. die fettsäureproduzierende Darmflora enthalten oder zumindest unterstützen.

Die einzige Möglichkeit, Darmflora zu „übertragen", ist die **Gabe von Caecotrophe** (Kaninchen; andere Hartkot), die von Partnertieren (Halskragen) gesammelt werden kann. Voraussetzung ist, dass das Partnertier gesund ist (keine Dysbiose), die gleiche Fütterung erhält und in unmittelbarer Nähe des erkrankten Tieres lebt, sodass die Darmflora entsprechend ist. Die Gabe von Hartkot bei Kaninchen ist nicht ausreichend, da dieser nur noch wenig Darmflora und Nährstoffe enthält.

> Der Schlüssel zur Darmflora ist die Fütterung. Die beste Art, eine verschobene Darmflora wieder aufzubauen, ist die tierartspezifische physiologische Fütterung.

5 Tierartspezifische Verdauungs-physiologie und Durchfallursachen

Jede Tierart hat bestimmte Krankheitsprädispositionen, die wesentlich durch ihre ernährungsphysiologische Zuordnung (▶ Kap. 1, ▶ Abb. 1-1) und damit Spezialisierung des Magen-Darm-Trakts bedingt sind.

> Wir können die Verdauungsphysiologie der Tiere nicht ändern, aber durch falsche Fütterung und andere Faktoren empfindlich stören!

5.1 Herbivore (Pflanzenfresser)

Als Herbivoren (lat. herba = Kraut, vorare = verschlingen) bezeichnet man Tiere, die sich überwiegend von Pflanzen ernähren. Bei den Hauskleinsäugern zählen hierzu die Lagomorpha (Hasenartige) und die Caviomorpha (meerschweinchenverwandte Nagetiere wie Meerschwein, Chinchilla, Degu). Sie unterscheiden sich von den anderen Gruppen v. a. durch Hindgutfermentierung (bakterielle Zellulosefermentierung im Caecum) und ihre lebenslang wachsenden (elodonten) Zähne.

5.1.1 Kaninchen

Kaninchen zählen zu den Lagomorpha (Hasenartigen) und unterscheiden sich von den Rodentia (Nagetieren) u. a. durch ihren Kauapparat, aber auch durch viele andere anatomische Besonderheiten.

5.1.1.1 Verdauungsphysiologie

Kaninchen stammen ursprünglich aus Spanien und haben sich als dämmerungsaktive Höhlenbewohner perfekt der zumeist grünen Vegetation und den klimatischen Schwankungen angepasst. Ihr voluminöser Verdauungstrakt (▶ Abb. 5-1) erlaubt ihnen, innerhalb relativ kurzer Zeit viel Zellulose aufzunehmen und diese durch mikrobielle Caecumverdauung (Hindgutfermentierung) dann im Schutz des Baus zu verdauen. Durch die Bildung von zwei Kotarten (Blinddarm- und Hartkot), die erneute Aufnahme des ausgeschiedenen Blinddarmkots (Caecotrophie) und dessen Resorption im Dünndarm nutzen die Kaninchen sogar eine Doppelstrategie, um Nährstoffe zu nutzen (Zeng et al. 2015).

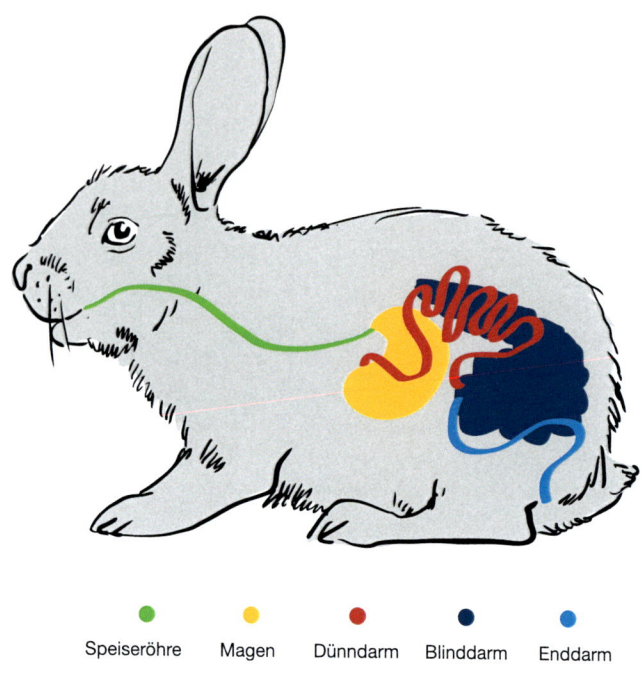

| ● Speiseröhre | ● Magen | ● Dünndarm | ● Blinddarm | ● Enddarm |

Abb. 5-1 Verdauungstrakt eines Kaninchens – schematisch

Zähne: Um Abbiss und Kauen der Rohfaser zu gewährleisten, haben Kaninchen ein elodontes (lebenslang wachsendes) Gebiss (adult: 28 Zähne; $I^2_1 C^0_0 P^3_2 M^3_3$; fetal: $I^2_1 C^0_0 P^3_2 M^0_0$; Wechsel vor Geburt bis 5. Lebenswoche) mit breiterem Oberkiefer und walzenförmigem Kiefergelenk (Seitwärtsbewegungen – 120 Kieferbewegungen/Minute).

Magen: Ihr Magen macht ca. 15 % des Gastrointestinaltrakts aus und ist einhöhlig. Obwohl der Kardiasphinkter muskulös ist und so Erbrechen verhindert, hat der restliche Magen nur eine dünne Muskelschicht und ist auf Vorschub durch Nahrung angewiesen. Der Magen-pH ist mit 1–2 (im Mittel 1,6; Merchant et al. 2011) sehr sauer (Jungtiere haben im Gegensatz dazu einen Magen-pH von 5,0–6,5), was der Sterilisation der Nahrung dient. Der Magen fungiert als Futterspeicher und ermöglicht so den weiteren Abbau der mit der Caecotrophe aufgenommenen Nährstoffe und Bakterienbestandteile, bevor diese im Dünndarm resorbiert werden können. Die Magenpassagezeit beträgt 3–6 Stunden. Fetthaltige Nahrung (Fettsäuren der Caecotrophe) stimuliert den Vorschub durch Motilinausschüttung, Kohlenhydrate hemmen die Ausschüttung (Varga 2013). Rohfaserarme, energiereiche Nahrung führt zu längerer Verweildauer im Magen-Darm-Trakt und fördert Vergärung und Gasbildung (Fortun-Lamothe und Boullier 2007).

Dünndarm: Der Dünndarm ist lang, hat einen pH von 6,4–7,4 (wie bei Meerschweinchen; Merchant et al. 2011) und dient in erster Linie der Resorption der mit der Caecotrophe aufgenommen Nährstoffe.

Dickdarm: Transportierte Futterbestandteile werden im proximalen Colon (pH 6,1–6,6) separiert. Grobe Futterbestandteile, die essenziell für Zahnabrieb und Vorschub sind, gelangen als Hartkot nach draußen. Feine Bestandteile werden durch eine sog. „wash back"-Strategie (mittels Flüssigkeit und feinen Futterbestandteilen) zurück in das voluminöse Caecum (pH 6,0–6,4, wie Meerschweinchen) transportiert, wo sie fermentiert und v. a. zu Fettsäuren, Aminosäuren und Vitaminen umgebaut werden. Der fermentierte Nahrungsbrei (Caecotrophe) wird zumeist nachts in zwei Portionen abgesetzt, direkt vom After wieder aufgenommen, im Magen angedaut und seine Bestandteile dann im Dünndarm resorbiert (Franz et al. 2011, Merchant et al. 2011, Campbell-Ward 2012, Oglesbee und Jenkins 2012, Vella und Donnelly 2012, Varga 2013).

Darmflora: Die Darmflora (v. a. Caecum) gesunder Kaninchen umfasst neben Archaeen, Hefen und Protozoen (*Entamoeba cuniculi, Eutrichomastix, Enteromonas, Retortaminas* spp.) v. a. Bakterien (aktuell über 74 Arten beschrieben), die sowohl der Verdauung als auch der Ausbildung des Darmimmunsystems dienen.

Apathogene, gram-negative *Bacteroides* spp. dominieren neben einer Vielzahl an gram-positiven und -negativen Bakterien, u. a. Bifidobakterien, *Endosporus*, *Clostridium* und *Acuformis* (Fortun-Lamothe und Boullier 2007). Im Hartkot überwiegen Bakterien, wie *Bacteriodes* und Cyanobakterien, in der Caecotrophe *Ruminococcaceae* und *Akkermansia* (Zeng et al. 2015). Apathogene *Giardia duodenalis* können im Duodenum vorkommen. Laktobakterien und *Escherichia coli* kommen nur bei kohlenhydratreicher, faserarmer Nahrung vor (Varga 2013).

> Die Zusammensetzung der Darmflora ändert sich mit der Zusammensetzung der Nahrung (Wolf und Kieckhäven 2015), dem Alter und auch der Tageszeit. Deshalb ist es wichtig, konstante Bedingungen zu schaffen, die das fragile System von Verdauung und Immunsystem stabilisieren (Fortun-Lamothe und Boullier 2007).

Der Caecum-pH-Wert ist entsprechend der zirkadianen Verdauung morgens eher alkalisch und nachmittags eher sauer. Fasern bilden die Hauptenergiequelle für Mikroorganismen im Darm (Michelland et al. 2011). Die im Caecum mikrobiell produzierten Fettsäuren (abhängig vom Fasergehalt 60–70 % Essigsäure, 15–20 % Buttersäure und 10–15 % Proprionsäure) dienen den Kaninchen wiederum als Energiequelle und Ausgangsstoff für die Produktion von anderen Nährstoffen und Vitaminen.

Ernährung: Rohfaserreiches Futter ist für die Funktion des Gebisses (Vermeidung von Zahnanomalien), die Magenentleerung (schwach entwickelte Magenmuskulatur) und des Darmkanals (mikrobielle Verdauung/Separationsprozesse im Chylus) unentbehrlich (Kamphues et al. 2014). Wildkaninchen ernähren sich entsprechend je nach Jahreszeit überwiegend von Poaceae (Süßgräser) und Dicotyledoneae (zweikeimblättrige Pflanzen), Holzschößlingen, Holzteilen und Baumnadeln und nur zu einem kleinen Anteil von Samen und Grasfrüchten (Wolf 2016a). Kommerzielle Trockenfuttermischungen sind meist auf den erhöhten Bedarf von Zucht- und Masttieren ausgerichtet und sind als Alleinfutter für Heimtierkaninchen zumeist zu rohfaserarm und energie- und kalziumreich. Sie führen zu verminderter Zahnabnutzung, Adipositas, Dysbiose, Urolithen/Kalzinosen und nicht zuletzt zu Durchfall (Wolf und Kamphues 2003).

Als reine Pflanzenfresser sollte die Nahrung von Kaninchen daher idealerweise überwiegend aus kombiniertem, pflanzlichen Material (Gräser, Kräuter, alternativ: Heu, Salate, Gemüse; Wurzelgemüse [Karotte, Sellerie etc.] und Obst nur in sehr geringen Mengen) bestehen (▸ Abb. 5-2). Die Art des Futters beeinflusst auch die Dauer der Futteraufnahme. Ein Kaninchen mit 2 kg ist zur Deckung seines Tagesbedarfs ca. 14 Stunden mit der Aufnahme von Gras beschäftigt. Bei Heufütterung würde es je nach Heuart zur Bedarfsdeckung bis zu 24 Stunden benötigen, bei Pelletfütterung dagegen nur 1,5 Stunden, was im Vergleich zu Gras 12,5 Stunden Untätigkeit bedeutet (Wolf, 2016a). Wird statt Freilandgrün überwiegend Gewächshaussalat und -gemüse gefüttert, kann eine Vitamin- und Mineralstoffunterversorgung nicht vollständig ausgeschlossen werden. In diesen Fällen kann eine Zugabe von kleinen Mengen Mineralfutter nötig sein (Wolf 2016b; siehe auch ▸ Kap. 4.3.2)

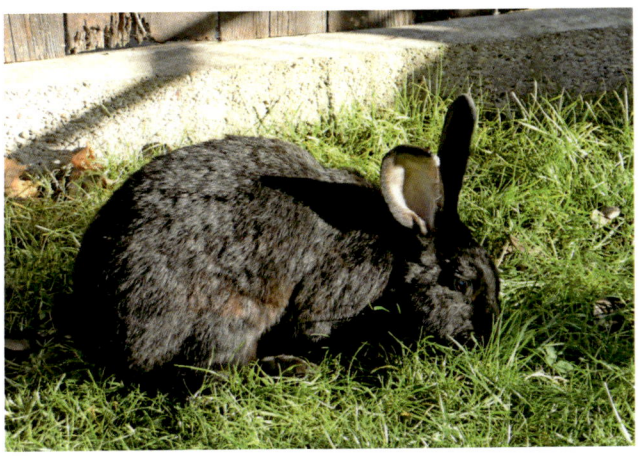

Abb. 5-2 Kaninchen auf der Wiese – Freilandgrün stellt die natürliche Futtergrundlage von Kaninchen dar.

Futter sollte gleichmäßig und regelmäßig angeboten werden und Futterumstellungen nur sehr langsam und mit kleinen Anfangsmengen erfolgen (tägliche Futteraufnahme: TS 3,5–5,2 % der KM, d. h. bis zu 50 g/kg KGW TS oder 250 g/kg Frischfutter; Energiebedarf ca. 440 kJ DE/kg KM ^{0,75}, Kamphues et al. 2014).

Rationsempfehlung für ein Kaninchen (nach Wolf 2016a)

Heu (nicht zu überständig) + mind. 200 g/kg KM Frischfutter
- 70 % frisches Grünfutter (140 g/kg)
- 20 % Gemüse (40 g/kg)
- 10 % Obst (20 g/kg)

Obst und Wurzelgemüse wie Karotten, Sellerie etc., sollten wegen des hohen Kohlenhydratgehalts nur bei darmgesunden Tieren verfüttert werden. Obst sollte frisch aufgeschnitten und nur in kleinen Mengen angeboten werden, da es innerhalb weniger Stunden von Hefen überwuchert ist.

Bei **Neuzugängen** ist es sinnvoll, das gewohnte Fertigfutter (unabhängig von der Sorte) zunächst noch 1–2 Wochen weiterzugeben, um das Immunsystem und den Verdauungstrakt nicht unnötig zusätzlich zu belasten. Frischfutter wird dann langsam parallel eingeschlichen und Fertigfutter ausgeschlichen. Leckerbissen und Fertigfutter dürfen bei darmgesunden Tieren in kleinen Mengen (max. 1 Esslöffel/kg KGW/Tag) aus der Hand weiter gefüttert werden (▶ Kap. 4.3.2).

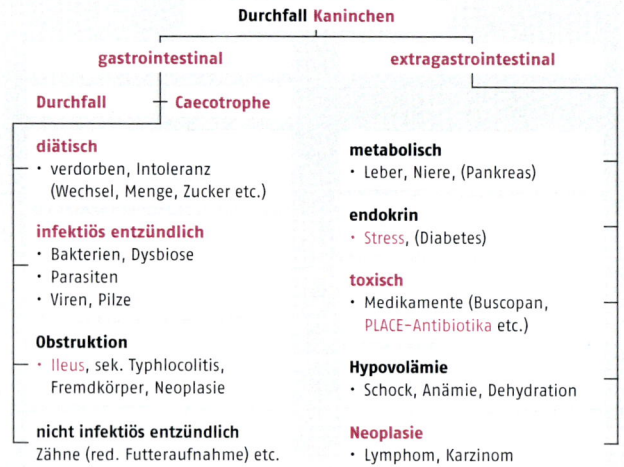

Abb. 5-3 Häufige Durchfallursachen bei Kaninchen (in Anlehnung an Hein 2016a)

5.1.1.2 Übersicht häufiger Durchfallursachen und gängiger Nachweisverfahren

Zu den häufigsten Durchfallursachen beim Kaninchen zählen diätische, infektiös entzündliche (Dysbiose, Endoparasiten) und medikamenteninduzierte Ursachen (▸ Abb. 5-3). Sie alle haben mehr oder weniger starken Einfluss auf Osmose, Sekretion, Permeabilität und Motilität (▸ Kap. 2). Um schnell, effektiv und kostensparend zur Diagnose zu kommen, sollte die Aufarbeitung in Anlehnung an die unter ▸ Kap. 3 aufgelisteten Punkte (Anamnese, klinische Untersuchung, Kotuntersuchung, weiterführende Untersuchung) erfolgen. Auf den Nachweis der häufigsten infektiösen Durchfallursachen bei Kaninchen wird in ▸ Tab. 5-1 eingegangen. Eine erfolgreiche Therapie umfasst nicht nur die Behandlung der Ursache, sondern für einen dauerhaften Erfolg v. a. die Wiederherstellung der Darmfunktion (▸ Kap. 4).

Tab. 5-1 Infektiöse Durchfallursachen und Nachweisverfahren im Kot von Kaninchen (in Anlehnung an Hein 2015 nach Beck und Pantchev 2013)

Erregergruppe	Erreger und Nachweisverfahren
Parasiten	
• Protozoen	• Flot: *Eimeria* spp. (▸Abb. 5-9, S. 46), *Eimeria stidae*; ELISA: *Giardia* spp. (ggr. physiol.)
• Nematoden	• Flot: *Graphidium strigosum*, *Trichostrongylus retortaeformis* (▸Abb. 5-4), *Passalurus ambiguus* (Pfriemschwanz; ▸Abb. 5-5)
• Zestoden	• Flot: Anoplocephalidae, Taeniidae
• Trematoden	• Sed: *Fasciola hepatica*, *Dicrocoelium dendriticum*
Bakterien	BU: meist Dysbiose der physiol. Darmflora (*Clostridium spiroforme* (Enterotoxämie), *Cl. piliformis* (Tyzzer's disease), *E. coli*-Pathovare, *Lawsonia interacellulare* (proliferative Enteropathie), *Salmonella* spp., *Pseudomonas* spp. etc.)
Viren	PCR, ELMI: Coronavirus, Rotavirus (Jungtiere), Astrovirus
Pilze	nativ, MU: *Cynidomyces* ssp. (Synonym: *Saccharomyccopsis* spp. (▸Abb. 5-8, S. 44, eher sekundär)

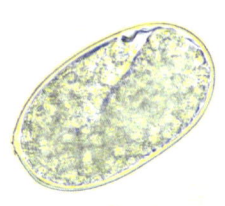

Abb. 5-4 *Trichostrongylus*-Ei im Kaninchenkot (Flotationspräparat 400 ×; Größe ca. 95–106 × 50–60 µm; elliptisch, gleichmäßig abgerundete Pole; komplette Ausfüllung; dünne, glatte Schale; Bildung von Furchungskugeln bei älteren Proben; Verwechselung mit *Graphidium*-Eiern möglich)

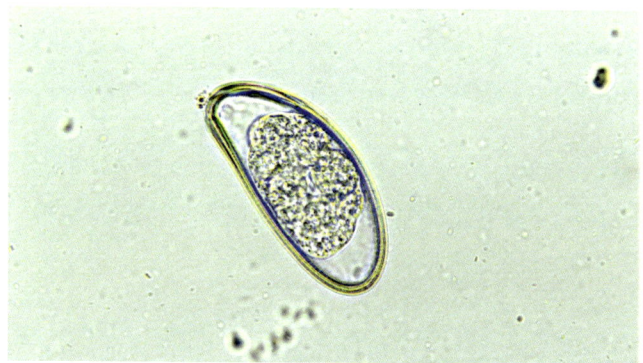

Abb. 5-5 *Passalurus ambiguus*-Ei (Oxyuren-Ei) im Kaninchenkot (Flotationspräparat 400 ×; Größe ca. 90–100 × 40–45 µm; langgestreckt; dicke Schale; Schalenwände etwas asymmetrisch, am schmaleren Pol mit Operculum)

5.1.1.3 Intermittierender Durchfall (Liegenlassen der Caecotrophe)

Der häufigste Vorstellungsgrund beim Kaninchen ist „Durchfall" (▸ Abb. 5-6).

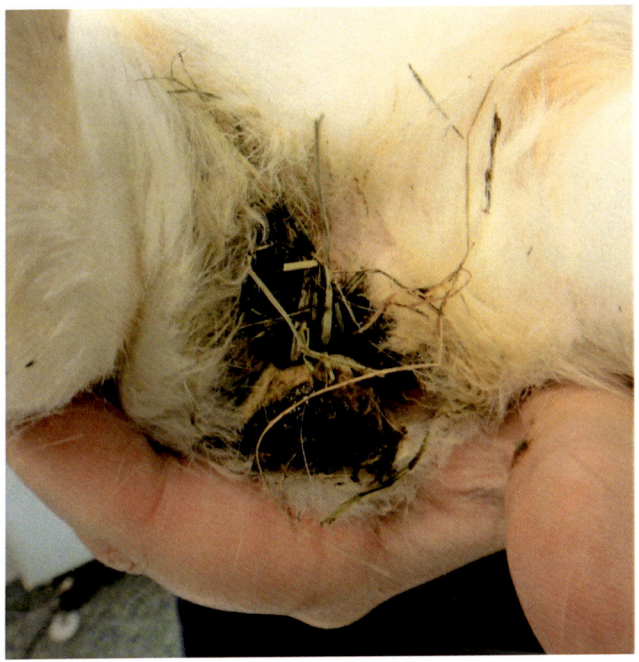

Abb. 5-6 Kaninchen mit kotverschmutztem Analbereich – weicher Hartkot oder Caecotrophe?

Die erste Frage, die geklärt werden muss ist, ob es sich tatsächlich um Durchfall handelt, oder um liegengelassene Caecotrophe (sog. „intermittierender Durchfall"; ▸ Abb. 5-7). Im zweiten Fall berichtet der Besitzer typischerweise, dass das Kaninchen morgens weichen Kot absetzt, tagsüber aber wieder meist normalen Hartkot. Das „Phänomen" kann an einzelnen Tagen auftreten oder an mehreren Tagen hintereinander (Oglesbee und Jenkins 2012, Varga 2013, Hein 2016a).

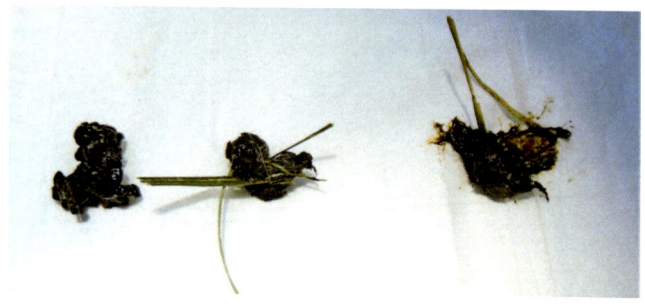

Abb. 5-7 Caecotrophe eines Kaninchens in unterschiedlicher Konsistenz

Die Ursachen für das Liegenlassen der Caecotrophe können unterschiedlich sein:

1. **Geschmacks-/Geruchsveränderung:**
   Am Vortag wurde ein neues Futtermittel (Kraut etc.) gegeben, dass den Geruch der Caecotrophe verändert (ähnlich dem Uringeruch nach dem Verzehr von frischem Spargel beim Mensch), was zunächst zum Liegenlassen der noch physiologisch aussehenden Caecotrophe führt.
   Plan: Neue Futtermittel sollten zunächst nur in kleinen Mengen (1 Blatt/Streifen/kg 2 × tgl.) gegeben werden. Wird der Blinddarmkot dann liegengelassen, der Hartkot bleibt aber fest, kann dies ignoriert werden. Die Menge sollte aber erst gesteigert werden, wenn der Blinddarmkot wieder gefressen wird. Handelt es sich bei dem neuen Futtermittel um ein kohlenhydratreiches Futtermittel (Karotte, Apfel etc.), sollte die Menge reduziert werden.

2. **Liegenlassen wegen anderer gesundheitlicher Probleme:**
   Adipositas, Spondylosen, Ataxie (Enzephalitozoonose etc.), Arthrose, perineale Dermatitis (Syphilis), Stress etc.: Wird die Caecotrophe liegengelassen, sieht aber physiologisch aus, ist die Ursache mit hoher Wahrscheinlichkeit extragastrointestinal.
   Plan: Die Ursache sollte gefunden, therapiert und wenn möglich abgestellt werden. Die Anogenitalregion muss täglich kontrolliert und gereinigt werden, um Myasis zu verhindern.

Bei Adipositas ist eine dauerhafte Gewichtsreduktion dringend angeraten.

3. Menge zu groß:
Wird zu viel feinstrukturiertes Futter gegeben, erhöht sich entsprechend die Caecotrophemenge, die Hartkotmenge dagegen nimmt ab.

Plan: Die Fütterung sollte zugunsten langfaserigen Futters umgestellt werden. Da es sich bei feinstrukturiertem Futter zumeist auch um kohlenhydratreiches Futter handelt, ist eine Dysbiose vorprogrammiert, die dann auch mit optischer Veränderung der Caecotrophe einhergeht. Besteht die Problematik länger, kann durch die nachfolgende Dysbiose kontinuierlicher Durchfall entstehen (▶ Kap. 5.1.1.4).

5.1.1.4 Diätischer Durchfall (Dysbiose)

Jede Form der Nahrungsänderung hat Einfluss auf das Kauverhalten, die Zerkleinerung der Nahrung, Speichelproduktion, den Magen-pH-Wert, die Verweildauer im Darm und Zusammensetzung der bakteriellen Flora. Die ungewohnte, unregelmäßige und/oder mengenmäßig zu große Gabe oder der abrupte Futterwechsel sowie die übermäßige Zufuhr von kohlenhydratreichen Futtermitteln haben Einfluss auf die Motilität, die Sekretion und die Zusammensetzung der Darmflora in Dünn- und Dickdarm. Bei zu hohem Kohlenhydratanteil in der Nahrung kommt es dauerhaft zu einer Zunahme der kohlenhydratverwertenden Bakterien (Clostridien, *E. coli* etc.) und Hefen und zu einer Abnahme der meist gram-positiven, zelluloseverwertenden Darmflora. Die Folgen sind Dysbiose, Entzündung, Fehlgärung, Gas- und Toxinbildung und letztendlich oft Typhlocolitis und Enterotoxämie. Werden nur die in der Kotuntersuchung meist dominierenden Saccharomyces (▶ Abb. 5-8) behandelt, kann dies zwar u. U. zu einer kurzzeitigen Besserung führen, ändert aber nichts an der Ursache und wird früher oder später zum Rezidiv führen. Für eine bleibende Besserung und Stabilisierung der Darmflora ist eine dauerhafte Futterumstellung und Sanierung der Darmflora erforderlich. Um beim Besitzer ein dauerhaftes Umdenken zu erreichen, ist langsames Vorgehen oft besser als schnelles, vorwiegend medikamentelles Eingreifen.

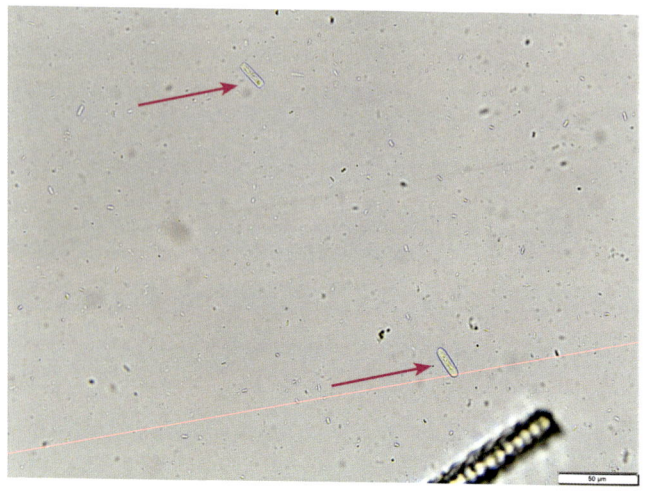

Abb. 5-8 *Cynidomyces guttulatus* (Synonym: *Saccharomycopsis* spp.) im Kaninchenkot (Flotationspräparat 400 ×; Größe: ca. 7–10 × 4–5 µm; lang-gestreckt, gleichförmig abgerundete Pole; dünne, glatte Hülle; nicht mit Einzellern oder Kokzidien verwechseln)

Folgendes Vorgehen über mindestens 10–14 Tage (bis zur Norma-lisierung der Kotkonsistenz) hat sich daher bewährt (Hein 2016a):

1. Konstante Fütterung:
   - ad libitum Wasser und gutes Heu;
   - Reduktion der Futterzusammensetzung auf 2–3 Frisch-futterarten (feste Salate u. Gemüse), die das Tier gewohnt ist; Gabe 2–3 × tgl. in gewohnter Menge. Obst und Wur-zelgemüse sind ausgenommen, ebenso alle energiehaltigen Fertigprodukte;
   - bei Gewichtsverlust Ausgleich durch Zufütterung von Fertigbrei (z. B. Critical Care®, Herbi Care plus®, RodiCare® etc.; ml zähflüssiger Brei = g Gewichtsverlust).

2. Gabe von Antibiotika zur Reduktion der Clostridien und der gram-negativen Darmflora (z. B. Enrofloxacin 10 mg/kg 1 × tgl. p. o.).

3. Probiotika (Eignung je nach Darmflora) können zur Unterstützung gegeben werden. Die Gabe von Antimykotika ist meist nicht erforderlich (insbesondere bei Gabe von Saccharomyces-enthaltenen Probiotika), da sich der Hefengehalt mit Zuckerentzug meist automatisch wieder einregelt.

4. Ist die Kotkonsistenz wieder fest, können andere Futterarten nacheinander wieder in kleinen Mengen eingeschlichen werden (einzelne Blätter/Kräuter/Stücke konstant 2–3 × tgl. über einige Tage, bevor die Menge langsam gesteigert wird).

5. Die dauerhafte Fütterung sollte dann überwiegend aus Heu ad libitum und rohfaserreichem Blattgrün (feste Salate ca. 70 % der Gesamtportion) und Gemüse (ca. 20 %) bestehen. Obst und Wurzelgemüse (Karotte, Sellerie etc.) sollten nur bei normaler Kotkonsistenz und moderatem Körpergewicht gegeben werden und ¼ der Gesamtportion nicht überschreiten (siehe auch ▶ Kap. 4.3.2 und ▶ Kap. 5.1.1.1).
Je nach Frischfutterherkunft ist ggf. der Zusatz einer kleinen Menge (Fingerhut/kg KGW) vitaminisierten Mineralfutters sinnvoll. Nach Stabilisierung ist beim darmgesunden Tier auch wieder „Naschen" von Fertigfutter/Leckerbissen in kleinen Mengen (< 1 Essl./kg/Tag) aus der Hand erlaubt (Wolf 2016a, Hein 2016a).

Weitere Informationen zur Wiederherstellung der Darmflora inklusive der häufigsten „Therapiefehler" und „häufig gestellten Fragen" sind in ▶ Kap. 4.3.2 zu finden.

5.1.1.5 Kokzidiose

Als Kokzidiose wird die Erkrankung von Tieren (Kleinsäuger, Wiederkäuer, Geflügel, Hunde, Katzen etc.) durch Protozoen (Einzeller) der Gattung *Eimeria* (▶ Abb. 5-9) bezeichnet. Die Infektion erfolgt durch orale Aufnahme von Oozysten mit kontaminiertem Wasser oder Futter, die Vermehrung intrazellulär durch asexuelle und sexuelle Vermehrung mit Zerstörung der Zellen. Beim Kaninchen unterscheidet man die Darmkokzidiose (Darmepithel, verschiedene *Eimeria*-Arten) und die Leber-/Gallengangskokzidiose (v. a. Gallengangsepithel, v. a. *Eimeria stidae*), wobei die Übergänge oft fließend sind. Zehn verschiedene, speziesspezifische, intestinale *Eimeria*-Arten mit unterschiedlicher Pathogenität sind nachgewiesen. *Eimeria intestinales* gilt als besonders pathogen, kommt aber je nur in ca. 10 % der Fälle vor; *Eimeria perforans, media* und *magna* sind häufiger aber weniger pathogen (Redrobe et al. 2010).

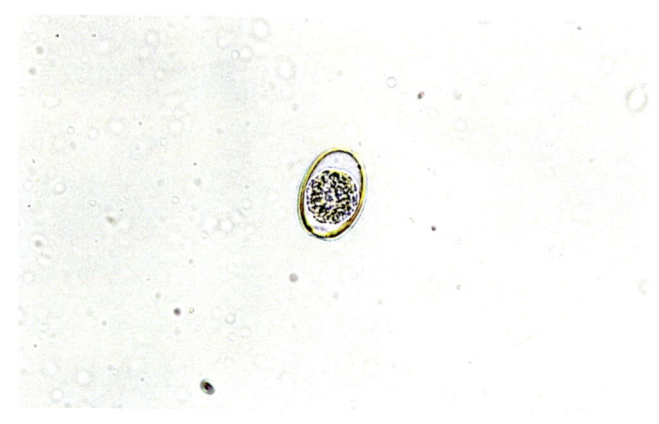

Abb. 5-9 *Eimeria*-Oozysten im Kaninchenkot (Flotationspräparat 100 ×; Größe: ca. 20–30 × 15–20 µm; oval; dünne, glatte Hülle [mit Mikropyle])

Die Darmkokzidiose führt insbesondere bei Jungtieren im Absetzalter zu akuter, hochgradiger Typhlokolitis mit Caecumtympanie (▸ Abb. 5-10), reduziertem Allgemeinbefinden und wässerigem bis blutigem Durchfall und endet, durch sekundäre Dehydratation und Dysbiose, oft tödlich. Ältere Tiere sind häufig Träger und zeigen je nach *Eimeria*-Pathogenität oft keine oder nur wenig Symptome. Tiere mit Leberkokzidiose fallen durch Apathie, Gewichtsverlust und erhöhte Leberenzymaktivitäten auf. Eine Überprüfung der Leberwerte ist sinnvoll. Die Diagnose erfolgt durch Nachweis der Oozysten im Kot (nativ oder nach Anreicherung aus Sammelkotproben). Die Therapie erfolgt stabilisierend (Infusion, Fütterung, Vitamin B etc.) und spezifisch durch Wirkstoffe wie Sulfonamide, Amprolium oder Toltrazuril (**Cave:** Zulassung für Kaninchen beachten! siehe auch ▸ Kap. 4.2.3; Huynh und Pignon 2013, Oglesbee und Jenkins 2012, Varga 2013).

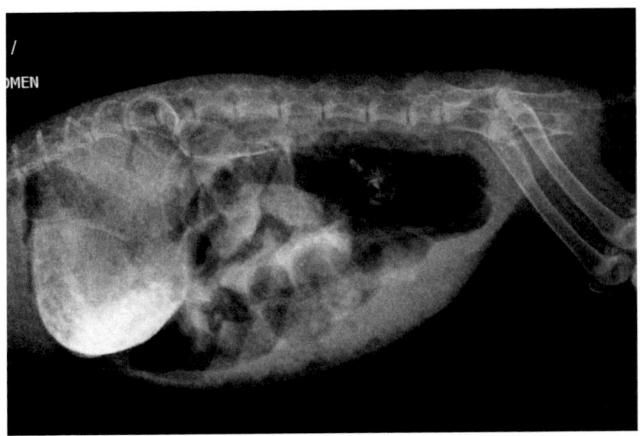

Abb. 5-10 Röntgenbild eines zwei Monate alten Kaninchens mit hoch-gradiger Caecumtympanie durch Kokzidien (I/I, Bariumkontrast)

Bereits die einmalige orale Gabe von 2,5–5 mg/kg Toltrazuril oder 50 mg/kg Sulfadimethoxin, gefolgt von einer Gabe von 1 g/4 l Wasser über 9 Tage, reduziert die Zahl der Ooczyten im Kot um 73–99 % (Redrobe et al. 2010). Dass die Zahl der Oozysten vielfach nach der Therapie wieder zunimmt, spricht für Reinfektion aus der Umgebung. Reinigung und Desinfektion der Umgebung während und nach der Behandlung ist entsprechend wichtig (Redrobe et al. 2010). Da die Kokzidiose gerade bei frisch abgegebenen Jungtieren zu schweren Verläufen, teilweise mit Todesfällen, führt, sollte die Aufklärung der Besitzer und die Testung von Neuzugängen im Vordergrund der Pro-phylaxe stehen. Nur wenn subklinische Träger frühzeitig behandelt werden, können verlustreiche Erkrankungen vermieden werden.

5.1.1.6 Mukoide Enteritis/Enterokolitis

Seit Ende der 1990er Jahre treten in deutschen Beständen immer wieder, ganzjährig und meist nach Absetzen, Durchfallerkrankungen mit hoher Mortalität (–80 % Jungtiere, –25 % Zuchttiere) auf. Ursa-che ist eine hämorrhagische bis **fibrinöse Enterotyphlitis** durch v. a. toxinbildende Clostridien (70 % *Cl. perfringens* Typ A), verschiedene

E. coli-Subtypen und z. T. auch Rotaviren. Die Fehlfunktion im Verdauungstrakt resultiert aus einer Imbalance zwischen dem Futter und der noch unausgereiften Verdauungsleistung junger Kaninchen.

Prädisponierend für die Dysbiose scheint die Immunsuppression der Jungtiere in der Absetzphase zu sein, die durch hohen Zuchtstress (Antikörper-armes Kolostrum), enge Haltung und rohfaserarme, energiereiche Fütterung begünstigt wird. Positive Bakterien, die an der Verdauung von Cellulose, Xylanen und Pektinen beteiligt sind, etablieren sich erst bei entsprechender Aufnahme nach der Säugeperiode (Fortun-Lamothe und Boullier 2007). Die Tiere fallen durch Apathie, Anorexie und Darmatonie auf, gefolgt von Caecumtympanie (▶ Abb. 5-11), gallertig, schleimigen Durchfällen (▶ Abb. 3-2, S. 10) und systemischen Folgen wie fibrinöser Perihepatitis, Organhyperämie, Lymphadenitis, Nekrose, Verkalkung lymphatischer Gewebe, Exsudation in die Körperhöhlen und Tod. Die Therapie der Züchter zielt v. a. auf Reduktion der Erreger durch Antibiotika (Tilmicosinphosphat, Tiamulin, Zinkbacitracin und Colistinsulfat) ab, die in Zuchtbeständen teilweise schon routinemäßig bei Muttertieren und Jungtieren bis zu 10 Tage nach dem Absetzen gegeben werden (Ogelsbee und Jenkins 2012, Varga 2013).

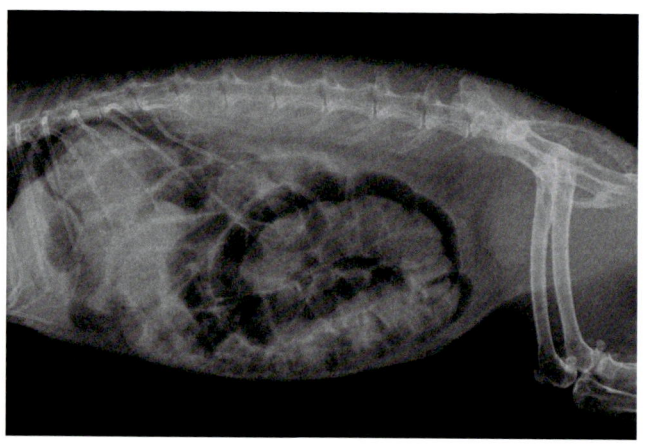

Abb. 5-11 Röntgenbild eines Kaninchens mit Caecumtympanie und sekundärer Eintrocknung der Caecumingesta

Nach Entwicklung von stallspezifischen Toxoidvakzinen (Uni Mainz), die den Häsinnen vor dem Decken und den Nestlingen mit 25 Tagen und 6 Wochen verabreicht werden konnten, ist jetzt eine zugelassene Toxoidvakzine (CUNIVAK ENT®, IDT Biologika) gegen *Clostridium perfringens* Typ A (alpha + beta2) auf dem Markt (Impfdosis: 0,5 ml s.c.; Häsinnen: 1. Impfung 1 Woche vor Belegung, 2. Impfung 2 Wochen vor Geburt, Wdh. 1×jährl.; Rammler und Jungtiere: ab 3. Lebenswoche, dann nach 3 Wochen, dann 1×jährl.).

Ob die Antibiotikagabe in Kombination mit der Impfung (in Zuchtbeständen, nicht beim Heimtierkaninchen) die Problematik dauerhaft löst, bleibt dahingestellt. Sinnvoller wäre, das Immunsystem der Häsinnen durch geringere Wurfzahlen aufzubauen und Fütterung und Haltung von Zucht- und Jungtieren zu optimieren (weniger Kohlenhydrate, mehr Rohfaser (Heu, Frischfutter), Prä-/Probiotika).

5.1.2   Meerschweinchen

Die Familie der Meerschweinchen gehört zur Ordnung Rodentia (Nagetiere) und wird zur Unterordnung der Hystricomorpha (Stachelschweinverwandte) gezählt.

5.1.2.1   Verdauungsphysiologie

Meerschweinchen stammen aus Südamerika, wo sie v.a. in Gras- und Buschland (aber auch in höheren Regionen bis 4000 Metern) leben, was die Spezialisierung ihres Verdauungstrakts auf Grünfutter und die Aufnahme von bis zu 100 Futterportionen pro Tag erklärt (▶ Abb. 5-12). In freier Natur sind sie dämmerungs- und nachtaktiv und leben in Kolonien.

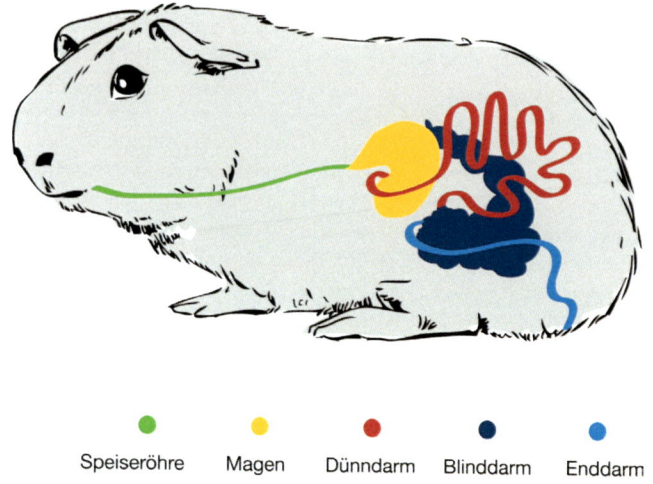

| Speiseröhre | Magen | Dünndarm | Blinddarm | Enddarm |

Abb. 5-12 Verdauungstrakt eines Meerschweinchens – schematisch

Zähne: Meerschweinchen haben ein elodontes Gebiss (Wachstum bis zu 0,24 mm/Tag). Im Gegensatz zu den Kaninchen haben sie (wie fast alle Nager) die gleiche Zahnzahl im Ober- und Unterkiefer (insges. 20 Zähne: $I^1_1\ C^0_0\ P^1_1\ M^3_3$; Wechsel intrauterin), einen breiteren Unterkiefer (Winkel 30–40°) und ein Schlittengelenk, das durch rostrokaudale Kaubewegungen einen geraden Abrieb aller Zähne gewährleistet (Quesenberry et al. 2012).

Magen-Darm-Trakt: Die Darmpassage wird mit 8–30 Stunden (Flüssigkeit 8 Std., mit Caecotrophe 60 Std.) angegeben. Die Magenpassage ist mit zwei Stunden kurz (Jilge 1980). Der Magen fasst ca. 30 ml, liegt links kranial, ist einhöhlig, hat eine dünne Muskelschicht und lässt kein Erbrechen zu. Im Gegensatz zu Maus, Ratte und Hamster ist der gesamte Magen mit Drüsenepithel bedeckt. Der Magen-pH liegt bei ca. 2,9, der des Dünndarms bei 6,4–7,4, der des Caecums bei 6,0–6,4 und der des Colons bei 6,1–6,6 (Merchant et al. 2011).

Der Dünndarm (125 cm) liegt eher rechts. Das Caecum ist ein großer, 15–20 cm langer, dünnwandiger Sack mit vielen Poschen und drei Taenien. Er macht 65 % des GIT aus, liegt mehr links und ist verantwortlich für die mikrobielle Fermentierung und die Produktion von essenziellen Fettsäuren (als Energiegrundlage) und Vitaminen, mit Ausnahme von Vitamin C (keine L-Gulonolactonoxidase; Nishikimi et al 1992). Meerschweinchen betreiben **Koprophagie** (nicht Caecophagie), um Vitamine (v. a. B-Vitamine) und Bakterien zurückzugewinnen. Die Separation erfolgt dabei, wie beim Chinchilla, durch eine sog. **„mucus trap"-Strategie**. Hierbei werden Bakterien im Colon durch Schleim gebunden und mittels Antiperistaltik in das Caecum zurückbefördert. Die „mucus trap"-Strategie der Caviomorpha ist aber weniger effektiv als die „wash back"-Strategie (mittels Flüssigkeit und feinen Futterbestandteilen) der Caecotrophe-produzierenden Kaninchen. Das Colon der Meerschweinchen ist entsprechend größer und eher sackartig (Franz et al. 2011). Die Aufnahme von Kalzium, Magnesium und Phosphor erfolgt nahrungsabhängig und die Ausscheidung vorwiegend renal, was die Neigung zu Urolithiasis und Weichteilkalzifizierung erklärt (Quesenberry et al. 2012, Hawkins und Bishop 2012).

Darmflora: Die Darmflora des Meerschweinchens besteht v. a. aus Anaerobiern und ist überwiegend gram-positiv (Kokken, Laktobakterien), umfasst aber auch geringe Mengen an *E. coli*, Clostridien und Hefen (auch Candida; Quesenberry et al. 2012). Fütterungs- und Haltungsfehler sowie Medikamentengaben können die Zusammensetzung der Darmflora ungünstig beeinflussen, da sich *E. coli*, Clostridien und Hefen ggf. stärker vermehren können (Hawkins und Bishop 2012).

Ernährung: Da Meerschweinchen reine Pflanzenfresser sind, sollte die Nahrung idealerweise überwiegend aus pflanzlichem Material bestehen (Freilandgrün wie Gräser, Kräuter; alternativ: Heu, feste Salate, Gemüse, ggf. plus Vitamin-/Mineralstoffergänzung); Wurzelgemüse und Obst nur in sehr geringen Mengen (12–16 % Faser, 18–20 % Protein, 3–4 % Fett, 8–30 mg Vitamin C/kg [Keeble 2009]; laut Kamphues et al. [2014] 10 % Protein im Alleinfutter; Bedarf Vitamin C 10–20 mg/Tier und Tag).

Die Futteraufnahmemenge liegt bei ca. 60–70 g/kg (2–3-fache Menge in Wachstum und Trächtigkeit), die Wasseraufnahme je nach Frischfuttermenge bei 0–200 ml/kg (Keeble 2009; laut Kamphues et al. [2014] 2–3 ml/g Trockensubstanz). Kommerzielle Alleinfuttermischungen sind meist zu rohfaserarm und zu energie- und kalziumreich und führen so zu Selektion, verminderter Zahnabnutzung, Adipositas, Dysbiose und nicht zuletzt Durchfall. Futter sollte gleichmäßig und regelmäßig angeboten werden und Futterumstellungen nur sehr langsam und mit kleinen Anfangsmengen erfolgen.

5.1.2.2 Übersicht häufiger Durchfallursachen und gängiger Nachweisverfahren

Die häufigste Durchfallursache bei Meerschweinchen sind Dysbiose durch abrupte Futterumstellung, diskontinuierliche Fütterung oder Fütterung kohlenhydratreichen oder leicht gärfähigen Futters, gefolgt von Antibiotika-induziertem Durchfall und Neoplasien (▶ Abb. 5-13). Infektiöse Durchfallursachen und Nachweisverfahren im Kot von Meerschweinchen sind in (▶ Tab. 5-2) zusammengestellt. Rohfaser- und Wassergehalt beeinflussen Größe und Konsistenz des Kotes (▶ Abb. 5-14).

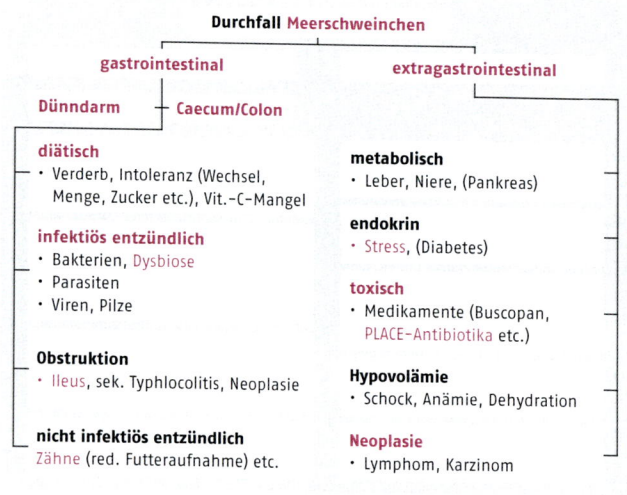

Durchfall Meerschweinchen

gastrointestinal

Dünndarm ┬ **Caecum/Colon**

diätisch
- Verderb, Intoleranz (Wechsel, Menge, Zucker etc.), Vit.-C-Mangel

infektiös entzündlich
- Bakterien, Dysbiose
- Parasiten
- Viren, Pilze

Obstruktion
- Ileus, sek. Typhlocolitis, Neoplasie

nicht infektiös entzündlich
Zähne (red. Futteraufnahme) etc.

extragastrointestinal

metabolisch
- Leber, Niere, (Pankreas)

endokrin
- Stress, (Diabetes)

toxisch
- Medikamente (Buscopan, PLACE-Antibiotika etc.)

Hypovolämie
- Schock, Anämie, Dehydration

Neoplasie
- Lymphom, Karzinom

Abb. 5-13 Durchfallursachen bei Meerschweinchen allgemein

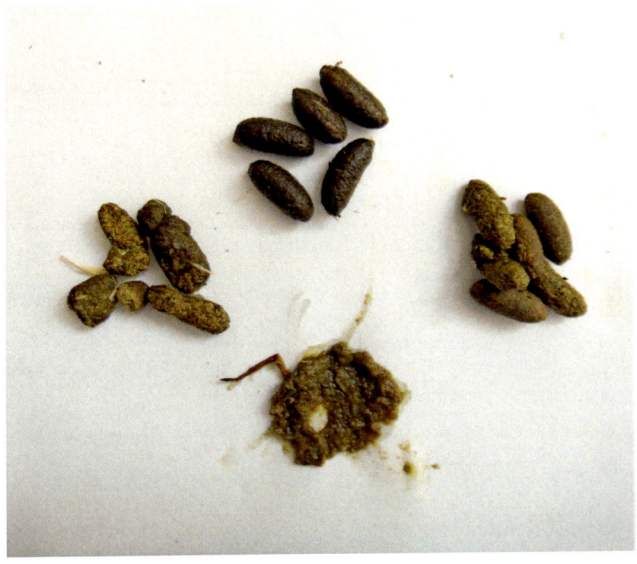

Abb. 5–14 Meerschweinchenkot in unterschiedlichen Formen und Konsistenzen

Die diagnostische Aufarbeitung (▶ Kap. 3) beginnt entsprechend mit der Anamnese zu Fütterung, Haltungsänderungen, bekannten Krankheiten und Vorbehandlungen (Antibiotika, Cortison, Motilitätshemmer etc.), beinhaltet eine native Kotuntersuchung (Ausmaß der Dysbiose) und die Suche nach Endoparasiten (Flotation) und je nach Befund ggf. eine weiterführende Untersuchung auf zugrundeliegende Krankheiten (Blut, Ultraschall etc.). Die Therapie erfolgt nach den Prinzipien des „ABCDF"-Schemas (▶ Kap. 4) mit dem Ziel der Wiederherstellung der Normalfunktion.

Tab. 5-2 Infektiöse Durchfallursachen und Nachweisverfahren im Kot von Meerschweinchen (nach Beck und Pantchev 2013, Pantchev et al. 2014)

Erregergruppe	Erreger und Nachweisverfahren
Parasiten	
• Protozoen	• nativ: *Trichomonas caviae*, *Entamoeba caviae*, *Balantidium coli*; Flot: *Eimeria* spp., *Eimeria caviae*; Kot ELISA: *Cryptosporidium wrairi*; ELISA, Schnelltest: *Giardia* spp.
• Nematoden	• Flot: *Paraspidodera uncinata* (Oxyuridose; ▶ Abb. 5-15), *Trichuris gracilis*
• Zestoden	• Flot: *Hymenolepis nana*, *Hymenolepis diminuta*
Bakterien	BU: Dysbiose durch *Clostridium spiroforme* (Enterotoxämie), *Clostridium piliforme* (Tyzzer's disease), *E. coli*-Pathovare (Virulenzfaktoren → PCR), *Lawsonia intracellularis* (proliferative Enteropathie), *Salmonella* spp., *Pseudomonas* spp., *Yersinia pseudotuberculosis* (Zoonose), *Clostridium perfringens*, *Citrobacter freundii* etc.
Viren	PCR, ELMI: Corona-, Rotavirus (Jungtiere)
Pilze	nativ, MU: Hefen (eher sekundär; ggr. auch *Candida* physiologisch)

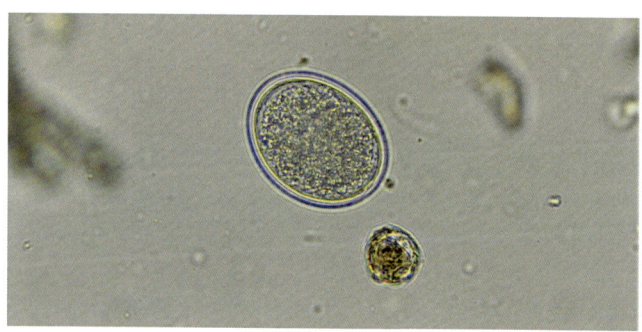

Abb. 5-15 *Paraspidodera uncinata* (Oxyuren-Ei) im Meerschweinchenkot (Flotationspräparat 400 ×; Größe: ca. 45–65 × 30–40 μm; elliptisch-rund; gleichmäßige Eipole; dicke, glatte Schale)

5.1.2.3 Parasitär bedingter Durchfall

Endoparasiten spielen bei Meerschweinchen eine untergeordnete Rolle. Protozoen wie *Trichomonas caviae*, *Entamobae muris*, Cryptosporidien und auch Giardien (4,1 %, 5/121; Pantchev et al. 2014) leben als Saprophyten im Darm und führen nur bei starkem Befall zu Symptomen (eher Jungtiere) und auch *Eimeria* spp. und Nematoden (*Paraspidodera*, *Trichuris*) sind nicht so häufig (Beck und Pantchev 2013, Müller und Wasel 2015a).

5.1.2.4 Diätischer Durchfall (Dysbiose)

Die häufigste Durchfallursache ist auch beim Meerschweinchen die falsche Fütterung. Auch wenn der Kaumechanismus und die Darmflora nicht genau wie beim Kaninchen sind, hat doch auch bei Meerschweinchen als Herbivoren jede Form der Fehlernährung oder Nahrungsänderung maßgeblichen Einfluss auf den Verdauungsapparat und die Darmflora. Rohfaserarme und kohlenhydratreiche Fütterung führen auch hier zu Zahnproblematik, Adipositas und primär oder sekundär zu Dysbiose und ihren Folgen. Nur eine Umstellung auf rohfaserreiche, kohlenhydratarme Fütterung (siehe auch ▶ Kap. 5.1.2.1) garantiert dauerhaft Gesunderhaltung. Weitere Informationen zur Wiederherstellung der Darmflora inklusive der häufigsten „Therapiefehler" finden Sie in ▶ Kap. 4.

5.1.2.5 Bakterielle Enteritis

Nicht nur pathogene Bakterien wie *Yersinia pseudotuberculosis*, *Listeria moncytogenes*, *Salmonella*, *Citrobacter* etc., die mit der Nahrung aufgenommen werden, können beim Meerschweinchen Durchfall hervorrufen, sondern auch physiologisch in der Darmflora vorkommende Bakterien (v. a. gram-negative wie *E. coli* und Pseudomonaden oder gram-positive Clostridien). Klinische Symptome wie Durchfall, Dehydratation und Anorexie treten auf, wenn sich diese Bakterien, durch Stress, kohlenhydratreiche Nahrung, Futterwechsel, Kortisongabe, bestimmte Antibiotika (s. u.) etc. stärker vermehren können. Hierdurch verschiebt sich das Gleichgewicht in der Darmflora. Nachfolgende Fehlgärung und Toxinbildung haben wiederum Einfluss auf Sekretion, Motilität und Permeabilität (▶ Kap. 2.2).

Spezielle Erreger können bei Verdacht mittels bakteriologischer Kotuntersuchung identifiziert werden. Der Nachweis von Darmbewohnern (z. B. Clostridien) ist jedoch nicht beweisend für die Ursache der Symptome, zumal meist die Verschiebung der Darmflora insgesamt verantwortlich ist. Die Therapie erfolgt unterstützend (Infusion, Probiotika, Vitamin C + B, Antibiose mit Wirkspektrum auf gram-negative Bakterien [ggf. nach Antibiogramm]). Wie bei allen Herbivoren kommt der Aufrechterhaltung der Verdauung durch kontinuierliche Zufuhr von rohfaserreichem, energiearmem Futter eine besondere Bedeutung zu siehe ▶ Kap. 4.3). Kohlenhydratreiche Fütterung (Zusatz von Obst- und Karottenbrei, Fertigfutter etc.) begünstigt die Vermehrung von toxin- und gasbildenden Clostridien, gram-negativen Bakterien und Hefen (Maß für die Dysbiose).

Vereinzelt können spezielle Erreger, wie *Clostridium piliforme* (**Tyzzer's disease** bei Jungtieren zu wässrigen Durchfällen und akutem Versterben; siehe auch ▶ Kap. 5.2.2.5) und **Salmonellen** (Zoonose) v. a. in Beständen zu akuten Verlusten führen.

Lawsonia intracellularis ist ein Erreger, der gelegentlich, v. a. nach Kortisongaben, intrazellulär nachgewiesen werden kann (Elektronenmikroskopie), eine segmentale, adenomatöse Hyperplasie im Duodenum verursacht und mit chronischem Gewichtsverlust, Durchfall und teilweise auch Tod einhergeht (▶ Kap. 5.2.1.3.2).

5.1.2.6 Antibiotika-induzierter Durchfall

Je nach Spektrum können Antibiotika positiven oder negativen Einfluss auf die Darmflora v. a. der Pflanzenfresser haben. Meerschweinchenverwandte (auch Chinchilla, Degu) zeigen eine hohe Empfindlichkeit gegen Antibiotika mit vorwiegend gram-positivem Wirkspektrum („PLACE"-Regel [Penicilline, Lincomycin, Ampi-/ Amoxicillin, Cephalosporin, Clindamycin, Erythromycin], Tetrazyklin, Tylosin, Streptomycin, Bacitracin; ▶ Kap. 4.2.4). Diese Wirkstoffe zerstören die physiologische Darmflora und begünstigen eine Überwucherung mit toxinbildenden gram-negativen Bakterien und Clostridien (v. a. bei oraler Gabe). Die Folgen sind Enterotoxämie (mit sekretorischer Diarrhoe und hämorrhagischer Typhlocolitis), Anorexie, Dehydratation, Hypothermie und in manchen Fällen auch plötzliche Todesfälle nach Tagen oder Wochen. Die Therapie besteht im sofortigen Absetzen des verantwortlichen Antibiotikums sowie in Kreislaufunterstützung (Infusion mit Vollelektrolyt, Vitamin C + B), optimaler Fütterung (▶ Kap. 4-3) und ggf. Gegensteuerung durch Gabe von Antibiotika mit vorwiegend gram-negativem Wirkspektrum (Enrofloxacin, Chloramphenicol etc.; ▶ Kap. 4.2.4).

5.1.3 Chinchilla

Die Familie der Chinchillas gehört zur Ordnung Rodentia (Nagetiere) und wird – wie auch die Meerschweinchen – zur Unterordnung der Hystricomorpha (Stachelschweinverwandte) gezählt.

5.1.3.1 Verdauungsphysiologie

Chinchillas stammen aus den bergigen Regionen Südamerikas (Chile, Peru, Bolivien, Argentinien) und leben in Höhen von bis zu 4000 Metern. In freier Natur ernähren sie sich von energiearmen, rohfaserreichen Gräsern und Buschwerk der Höhenlagen. Sie sind überwiegend nachtaktiv.

Zähne: Chinchillas haben – wie Meerschweinchen – ein elodontes Gebiss (Wachstum bis 2,2 mm/Woche) mit gleicher Zahnzahl in Ober- und Unterkiefer (insges. 20 Zähne: $I^1_1 \, C^0_0 \, P^1_1 \, M^3_3$), einen etwas breiteren Unterkiefer (ohne Winkel der Zahnachse) und ein Schlittengelenk. Kauapparat und Kaufläche der Zähne sind somit ideal an das Kauen voluminöser, rohfaserreicher Nahrung adaptiert. Bei einem zahngesunden Chinchilla ist das Verhältnis der Incisivi max. 1 : 1,5–2. Die Backenzähne sind etwa gleich geformt und ragen im Oberkiefer nur ca. 1 mm aus dem geraden Gaumendach. Ein rundes Gaumendach (Gingivahyperplasie) und ungleich geformte Backenzähne sind Hinweise auf unzureichenden Abrieb und Elongation (Keeble 2009, Quesenberry et al. 2012).

Magen-Darm-Trakt: Der Magen fasst bis zu 60 ml, liegt links-kranial, ist einhöhlig, hat eine dünne Muskelschicht und lässt kein Erbrechen zu. Der gesamte Darm ist mit bis zu 3,50 m Länge sehr lang (10-fache Kopf-Rumpf-Länge), die Passagezeit mit 12–15 Stunden aber verhältnismäßig kurz. Die bakterielle Fermentierung findet im links aufgerollten Caecum (ca. 23 % des GIT) statt. Futteraufnahme (70 %) und Hartkotabsatz (bis zu 300 Kotballen/Tier/24 Std.) finden vorwiegend nachts statt. Insbesondere im Laufe des Vormittags wird ein stickstoffreicher Hartkot produziert, der sich optisch nicht vom übrigen Kot unterscheidet, und der größtenteils wieder aufgenommen wird (**Koprophagie**; siehe auch Brehm 1982, Quesenberry et al. 2012).

Die Rückgewinnung von Bakterien und Vitaminen erfolgt – wie beim Meerschweinchen – durch einen sog. „mucus trap"-Mechanismus aus dem großlumigen Colon (Keeble 2009). Kalzium wird nahrungsabhängig aufgenommen, der Überschuss aber über den Darm ausgeschieden, was die großen Kalziumkonzentrationsschwankungen im Blut, die Neigung zu Gewebsverkalkungen und das seltene Vorkommen von Urolithen erklärt (Quesenberry et al. 2012).

Darmflora: Die Darmflora der Chinchillas besteht v. a. aus Anaerobiern und ist überwiegend gram-positiv (*Bifidobacterium* spp., *Eubacterium alactolyticum*, *Eubacterium* und *Lactobacillus* spp. und gram-negative *Bacteroides* spp.; Worthington und Fulghum 1988). Der Hefegehalt ist abhängig vom Alter (erhöht bei Tieren unter 3 Monaten) und der Fütterung. *E. coli* kommt im Darm gesunder Chinchillas kaum vor (Brehm 1982).

Ernährung: Als Pflanzenfresser, die aus vegetationsarmen Regionen stammen, sollte die Nahrung von Chinchillas ausschließlich aus energiearmem, pflanzlichem Material bestehen (25–50 g/Tier und Tag; 15–35 % Rohfaser, 16–20 % Protein, 2–5 % Fett; Keeble 2009). Aufgrund der Empfindlichkeit gegenüber ungewohntem Frischfutter (Tympanieneigung), sollten Chinchillas überwiegend mit Heu, getrockneten Gräsern und Kräutermischungen gefüttert werden. Kommerzielle Trockenfuttermischungen enthalten meist zu wenig Rohfaser und zu viel Energie. Pelletfutter, die für die Pelzzucht produziert wurden, decken zwar den Bedarf der Tiere an Mineralien und Vitaminen, reichen aber nicht aus, um dauerhaft den erforderlichen Zahnabrieb zu gewährleisten und führen bei Heimtierchinchillas zudem zu Energieüberversorgung. Wenn überhaupt, sollten sie nur als Leckerbissen aus der Hand gefüttert werden (Mineralstoffe).

Zuckerhaltige Futtermittel (Obst, Getreide etc.) sollte vermieden werden, da sie Zahn- und Verdauungsstörungen begünstigen. Nagematerial (Zweige) sollte täglich zur Verfügung stehen. Strukturreiches Frischfutter (Blätter etc.) kann nach langsamer Gewöhnung angeboten werden. Futterwechsel sollten vorsichtig erfolgen. Wasser (Trinkflasche) soll immer zugänglich sein. Rohfaser- und Energiegehalt der Nahrung beeinflussen die Kotgröße und -konsistenz (Keeble 2009; ▶ Abb. 5-16).

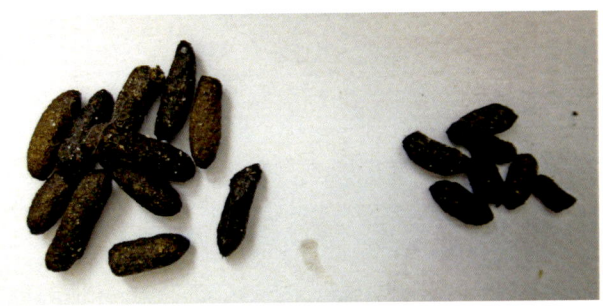

Abb. 5-16 Unterschiedliche Größen und Konsistenzen des Chinchillakots (links physiologsicher Kot, rechts kleinerer Hungerkot)

5.1.3.2 Übersicht häufiger Durchfallursachen und gängiger Nachweisverfahren

Bedingt durch die noch verbreitete frischfutterarme Pelletfütterung, sind primär futterwechselbedingte Durchfälle bei Chinchillas eher selten (außer bei übermäßiger Gabe von zuckerhaltigen Leckerbissen). Im Rahmen der daraus resultierenden unzureichenden Zahnabnutzung sind im Alter sekundäre Durchfälle durch Futterselektion aber zunehmend. Hohe Stressempfindlichkeit (Gruppenstress) und Gabe von bestimmten Antibiotika gehören ebenfalls zu den häufigeren Durchfallursachen (▶ Abb. 5-17). Infektiöse Durchfallursachen und deren Nachweisverfahren sind in ▶ Tab. 5-3 aufgeführt.

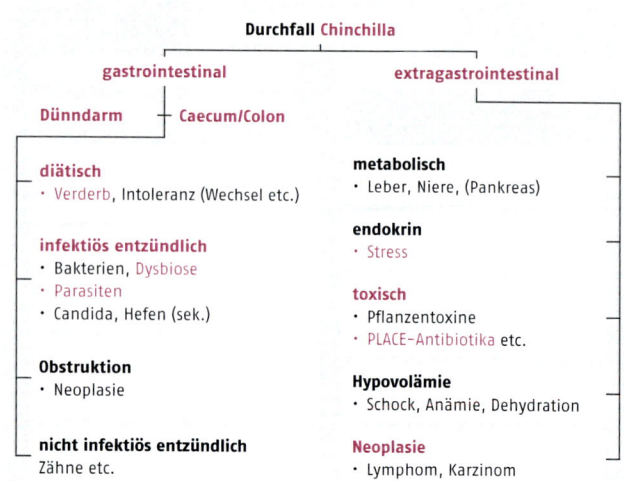

Abb. 5-17 Häufige Durchfallursachen bei Chinchillas

Tab. 5-3 Infektiöse Durchfallursachen und Nachweisverfahren im Kot von Chinchillas (nach Beck und Pantchev 2013, Diaz et al. 2013, Turowski et al. 2014)

Erregergruppe	Erreger und Nachweisverfahren
Parasiten	
• Protozoen	• Flot: *Eimeria chinchillidae*; ELISA: *Cryptosporidium* spp.; MIFC, ELISA: *Giardia duodenalis*
• Nematoden	• Flot: *Ascaris laevis*, *Dentostomella* spp., Oxyuriden, *Strongyloides* spp., *Trichuris* spp., *Trichostrongylus retortaeformis*
• Zestoden	• Flot: *Hymenolepis nana*, *Hymenolepis diminuta*, *Cysticercus pisiformis*, *Cysticerus longicollis*

Erregergruppe	Erreger und Nachweisverfahren
Bakterien	BU: Dysbiose: *Clostridium perfringens* (A, D), *E. coli*, *Enterobacter*, *Campylobacter laenienae*-like Bakterien, *Klebsiella*, *Aerobacter*, *Proteus* (auch Gesunde), *Morganella*, sehr selten: *Salmonella*, *Listeria*, *Yersinia enterocolitica* (Pasteurella X), *Yersinia pseudotuberkulosis* (Rodentiose), *Pasteurella*, *Campylobacter-lanienae*-ähnliche Bakterien, *Listeria monocytogenes*
Pilze	Ausstrich, MU: Hefen (sek.)

5.1.3.3 Giardiose

Dass Giardien (*Giardia duodenalis*) häufig in Kotproben von Chinchillas nachgewiesen werden können, ist bereits seit den 50er Jahren bekannt. Aktuelle Publikationen sprechen von Prävalenzen in Chinchillabeständen in Deutschland von 61,4 % (Pantchev et al. 2014, n=531) und 66,6 % (Pantchev et al. 2005; n=195), 66,3 % in Belgien (Levecke et al. 2011, n=80) und 39,4 % in Italien (Veronesi et al. 2012, n=104).

Die Protozoen parasitieren auf der Mukosa des kranialen Dünndarms (nicht intrazellulär), Trophozoiten und Zysten können aber auch in Blinddarm und Kolon nachgewiesen werden. Die Ausscheidung erfolgt intermittierend mit dem Kot meist asymptomatischer Alttiere. In feuchter Umgebung sind die Zysten bis zu 3 Wochen infektiös. Die Infektion verläuft beim Chinchilla zumeist asymptomatisch. Kommen aber prädisponierende Faktoren (Absetzen etc.) und bestimmte Umweltfaktoren dazu, kann – insbesondere bei Jungtieren – eine Jejunitis entstehen. Diese geht mit klinischen Symptomen wie Kachexie, Tympanie, kyphotischem Rücken und bleistiftminenförmigem, schwarzem Kot bis zu schleimig-dünnflüssigem Durchfall (Todesfälle möglich) einher. Die Schäden sind vorwiegend mechanisch und oberflächlich am Mikrovillisaum.

Ob die Giardien im Einzelfall bis in die Gallenblase abwandern können, wird noch diskutiert. Es gibt unterschiedlich gute Nachweisverfahren (▶ Tab. 5-3). Da es gerade bei Schnelltests aber sowohl falsch-negative als auch falsch-positive Befunde gibt, sollten positive Befunde durch einen zweiten Test (ELISA, Mikroskopie) bestätigt und negative kritisch hinterfragt und ggf. wiederholt werden. Eine

Differenzierung, um welche Assemblages es sich handelt, ist nur mittels PCR möglich und steht noch nicht kommerziell zur Verfügung. Da bei Chinchillas aber wiederholt auch die Assemblages B (A, D, E) Sub-Assemblages AI oder BIV nachgewiesen wurden, die auch beim Mensch eine Rolle spielen, scheinen auch Chinchillas ein potenzielles Reservoir für Giardien-Infektionen bei Menschen und bei anderen Tieren (Zoonose) darzustellen (Pantchev et al. 2014). Eine Therapie sollte also nicht nur auf die Verbesserung der klinischen Symptome beim Einzeltier (Kurzzeittherapie 5–7 Tage), sondern v. a. auf die Eliminierung der Protozoen aus der Umgebung abzielen (konsequente Umgebungsbehandlung und Dauertherapie von bis zu 60 Tagen; Webb 1997). Eine Kurzzeittherapie klinisch asymptomatischer Tiere scheint wenig zielführend und belastet – insbesondere bei Antibiotikagabe – die Darmflora der Tiere massiv.

5.1.3.4 Bakterielle Enteritis

Infektionen mit enteropathogenen *E. coli* kommt bei Chinchillas eine besondere Bedeutung zu, da sie in der Darmflora gesunder Tiere kaum nachgewiesen werden. Coli-Dysbakterien entstehen durch resistenzmindernde Fütterungs- und Haltungsfehler, die die Adhäsion der Erreger unterstützen oder durch falsche Medikamentengaben (Antibiotika; Brehm 1982, Diaz et al. 2013; ▸ Kap. 4.2.4). Neben symptomatischer Therapie werden in Beständen auch bestandspezifische Vakzine eingesetzt.

Klinisch manifeste Infektionen durch *Enterobacter* spp. spielen besonders bei unzureichender Hygiene und Vorliegen von resistenzmindernden Faktoren eine Rolle. Geringe Mengen können aber auch bei bis zu 50 % der klinisch gesunden Tiere nachgewiesen werden (Brehm 1982). Infektionen mit *Listeria* spp. oder *Yersinia enterolytica*, die früher meist durch Schadnager in Großbestände eingeschleppt wurden und zu Verlusten geführt haben, scheinen beim Heimtierchinchilla heute keine Bedeutung mehr zu haben.

5.1.4 Degu

Die Degus (Familie Trugratten [Octodontidae], Gattung Strauchratten [Octon]) zählen zur Ordnung Rodentia (Nagetiere) und werden, wie die Meerschweinchen und Chinchillas, zur Unterordnung der herbivoren Hystricomorpha (Stachelschweinverwandte) gezählt.

5.1.4.1 Verdauungsphysiologie

Degus stammen aus dem halbtrockenen Strauchland Chiles (aus Höhen bis 1200 m), kommen aber auch in landwirtschaftlich genutzten Habitaten zurecht (Feldschädlinge). In freier Natur ernähren sie sich von energiearmen, rohfaserreichen Gräsern und Buschwerk der Höhenlagen. Sie sind überwiegend tag-/dämmerungsaktiv und leben in Familiengruppen in Erdbauten.

Zähne: Sie haben, wie Meerschweinchen, ein elodontes Gebiss (Wachstum bis zu 2,4 mm/Woche; insges. 20 Zähne: I^1_1 C^0_0 P^1_1 M^3_3) mit Schlittengelenk und „8-förmigen" Schmelzfalten („Octodontidae").

Magen-Darm-Trakt: Der Verdauungstrakt der Degus ist ähnlich aufgebaut wie der von Chinchillas und Meerschweinchen und angepasst an eine rohfaserreiche Ernährung und eine zäkale, bakterielle Fermentierung mit **Koprophagie** (fast 40 % der täglichen Kotmenge; Kamphues et al. 2014). Die Kalziumaufnahme erfolgt nahrungsabhängig und die Ausscheidung renal. Degus neigen zu Diabetes mellitus.

Darmflora: Die Darmflora der Degus ist überwiegend gram-positiv, was ihre Antibiotikaempfindlichkeit („PLACE") erklärt.

Ernährung: Degus sind reine Pflanzenfresser, die vorwiegend Blätter, Rinde und Samen von Sträuchern und Stauden zu sich nehmen, dabei aber junge, nichtfaserige Pflanzenteile bevorzugen. Die Fütterung sollte entsprechend eine Mischung aus trockenem (Heu, Kräuter) und energiearmem Frischfutter (nach Gewöhnung) und Nagematerial (Zweige) darstellen. Zuckerhaltige Futtermittel (Obst, Wurzelgemüse, Fertigfutter und Leckerbissen) sollten wegen der hohen Diabetes-mellitus-Neigung vermieden werden. Das kommerziell erhältliche Degufutter ist häufig fälschlicherweise („Strauchratte") auf Getreidefresser ausgerichtet. Mit Umstellung auf Fertigmischungen für Herbivore (Basis meist kalziumreiches Luzernegrünmehl), wird die Diabetesgefahr ggf. abnehmen, die Urolithenneigung aber zunehmen.

5.1.4.2 Übersicht häufiger Durchfallursachen und gängiger Nachweisverfahren

Es liegen bisher nur wenige Studien zu Degus vor. Entsprechend der Verdauungsphysiologie der Tiere ist aber davon auszugehen, dass wie bei anderen Hystricomorpha zumeist Dysbiosen vorliegen (▶ Abb. 5-18), die fütterungsbedingt (Menge, Wechsel, Zuckergehalt) sind oder durch Anorexie, Tympanie, Stress, Gabe ungeeigneter Antibiotika („PLACE", ▶ Kap. 4.2.4), Dyspnoe und Zahnprobleme begünstigt werden. Parasitosen sind vergleichsweise selten (▶ Tab. 5-4; Ward 2009). In einer aktuellen Auswertung der Krankheitsursachen von Degus hatten nur 10 von 300 Tieren Durchfall vermutlich diätischer Genese; Parasiten wurden nicht nachgewiesen (Jekl et al. 2011).

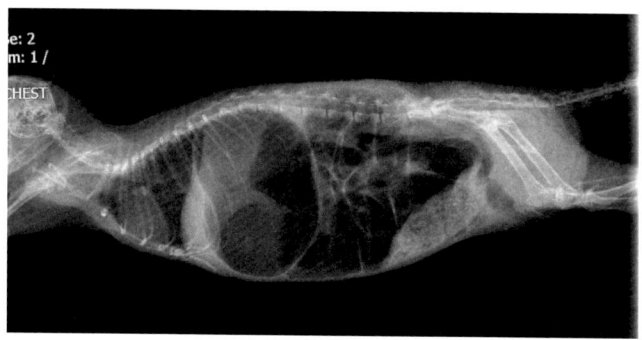

Abb. 5-18 Röntgenbild eines Degus mit hochgradiger Tympanie durch Anorexie aufgrund von Schnupfen (I/I)

Tab. 5-4 Infektiöse Durchfallursachen und Nachweisverfahren im Kot von Degus (nach Beck und Pantchev 2013)

Erregergruppe	Erreger und Nachweisverfahren
Parasiten	
• Protozoen • Nematoden	• Flot: C: *Eimeria exigua* • Flot: *Trichuris* spp. (Peitschenwürmer), *Trichuris bradleyi*; *Hetroxynema chilensis* (Pfriemschwänze), *Longistriata degusi* (Strongyliden), *Protospirura* spp.
Bakterien	BU: Dysbiose (*Clostridium perfringens* [A, D], *E. coli*, *Enterobacter*)
Pilze	Ausstrich, MU: Hefen (sek.)

5.2 Granivore (Saatfresser)

Als Granivore (lat. granum = Korn, vorare = fressen) bezeichnet man Tiere, die sich vorwiegend von Samen/Saaten/Getreide ernähren. Bei den Hauskleinsäugern zählen hierzu die Mäuseverwandten und die Hörnchenverwandten in der Ordnung Rodentia. Manche von ihnen sind auch partiell insektivor und werden teilweise auch als Omnivore (Allesfresser) bezeichnet. Im Gegensatz zu den Herbivoren wachsen bei ihnen nur die Schneidezähne lebenslang und die mikrobielle Zelluloseverwertung im Caecum ist nur in geringem Maße möglich. Der Hamster nimmt eine Sonderstellung ein (▶ Kap. 5.2.1).

5.2.1 Hamster
Die Hamster (Familie Wühler [Cricetidae], ca. 20 Arten) zählen zur Ordnung Rodentia (Nagetiere) und der Unterordnung Myomorpha (Mäuseverwandte).

5.2.1.1 Verdauungsphysiologie
Ihr natürliches Habitat sind die trockenen und halbtrockenen Gebiete Eurasiens. In Mitteleuropa kommt freilebend nur der Feldhamster vor. Sie sind überwiegend nachtaktiv und leben als Einzelgänger. Ihr spezieller Verdauungstrakt (▶ Abb. 5-19) erlaubt eine Ernährung zwischen Herbivoren (Caecumfermentierung) und Granivoren/Om-

nivoren, ist aber hierdurch auch empfinlicher als der der Granivoren. Ihre Futtervorräte (Pflanzensamen) sammeln Hamster in Vorratskammern ihrer Erdbauten.

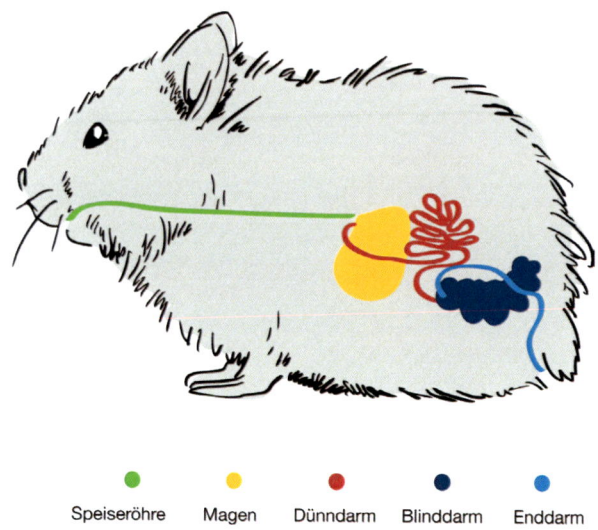

| ● Speiseröhre | ● Magen | ● Dünndarm | ● Blinddarm | ● Enddarm |

Abb. 5-19 Verdauungstrakt eines Hamsters – schematisch

Zähne: Hamster besitzen einen myomorphen Kauapparat mit 16 Zähnen ($I^1_1\ C^0_0\ P^0_0\ M^3_3$). Nur die Incisivi wachsen lebenslang, ein Zahnwechsel findet nicht statt.

Magen-Darm-Trakt: Im Gegensatz zu allen anderen Nagetieren besitzt der Hamster zwei große Backentaschen, die bis zur Scapula reichen. Die Backentaschen weisen eine Muskel- und Schleimhautschicht auf und können als Futterspeicher und sogar als „Schwimmhilfe" dienen. Zudem haben Hamster einen zweigeteilten Magen mit einem pansenähnlichen Vormagen und einem Drüsenmagen. Das Caecum ist eher klein, scheint aber doch auch ein Hauptort der Verdauung zu sein. Sie betreiben **Koprophagie** (Müller und Wasel 2015b).

Darmflora: Die Darmflora der Hamster besteht vorwiegend aus Laktobazillen-, Streptokokken- und Clostridienarten (Engelen et al. 1990), ist ähnlich empfindlich wie die der Herbivoren und reagiert auf Gabe bestimmter Antibiotika auch ebenso leicht mit Enterocolitis und Enterotoxämie (▶ Kap. 5.2.1.3 und ▶ Kap. 5.2.2.4).

Ernährung: Hamster sind Omnivor, bevorzugen aber Sämereien (Müller und Wasel 2015b). In der Natur ernähren sich Hamster v. a. von Pflanzensamen, aber auch von Sprossen, Wurzeln, Früchten, Blättern und Blüten. Insekten und andere Tiere (je nach Größe) können ebenfalls erbeutet werden. Entsprechend bietet sich eine Fütterung mit Saaten, Gemüse, wenig Obst und Proteinzusatz (14–17 % Protein; z. B. Insekten, Ei, Hüttenkäse etc.) an.

Pelletiertes Futter verhindert Selektion und Energieüberschuss. Nagematerial (Holz, Äste, Hundekuchen) sollte vorhanden sein. Wegen der hohen Neigung insbesondere von Zwerghamstern zu Adipositas sollte auf fetthaltige Sämereien wie Sonnenblumenkerne weitgehend verzichtet werden. Die tägliche Futteraufnahme liegt bei 4,6–6,3 % (5–7 g/100 g/Tag) des KGW, die Wasseraufnahme ist mit 1–2 ml/g TS (10 ml/100g KGW) gering und erklärt das hohe spezifische Gewicht des Urins (USG bis zu 1,093; Keeble 2009).

5.2.1.2 Übersicht häufiger Durchfallursachen und gängiger Nachweisverfahren

Durchfallursachen sind auch bei Hamstern vielfältig (▶ Abb. 5-20), sie neigen als Jungtiere aber v. a. zu infektiösen Durchfällen(▶ Tab. 5-5).

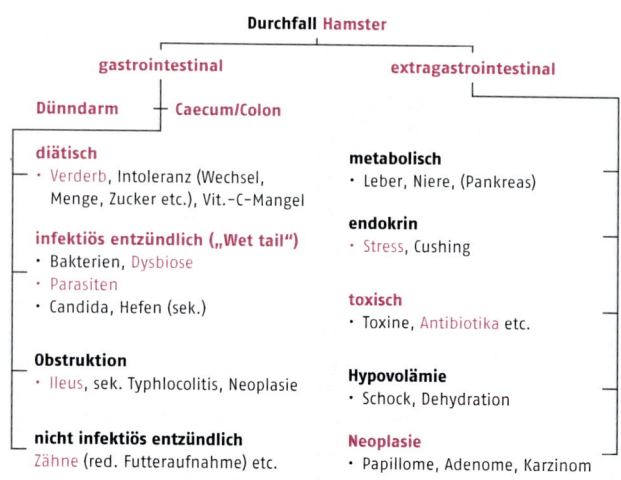

Abb. 5-20 Durchfallursachen bei Hamstern allgemein

Tab. 5-5 Infektiöse Durchfallursachen und Nachweisverfahren im Kot von Hamstern (nach Engelen et al. 1990, Beck und Pantchev 2013)

Erregergruppe	Erreger und Nachweisverfahren
Parasiten	
• Protozoen	• MIFC, ELISA: *Giardia* spp., *Spironucleus muris*; ELISA: *Cryptosporidium* spp., *Trichomonadida*, *Entamoeba muris*
• Nematoden	• Abkl., Flot: *Syphacia obvelata*, *Syphacia mesocriceti* (Pfriemschwänze), *Trichosomoides nasalis* (Nasenwurm)
• Zestoden	• Flot: *Rodentolepis (Hymenolepis) nana*, *Hymenolepis diminuta*, *R. mocrostoma*
Bakterien	BU: *Lawsonia intracellularis* (proliferative Ileitis), *Clostridium difficile* (Antibiotica-induzierte haemorhagische Ileocolitis), *Clostridium piliforme* (Tyzzer's disease), *E. coli*, *Salmonella typhimurium*, etc.
Pilze	Ausstrich, MU: *Candida*, *Saccharomyces* (sek.)

5.2.1.3 Wet tail disease

Der Begriff „Wet tail disease" beim Hamster wird meist als Synonym für Durchfall und/oder Enteropathien, unabhängig von der Ursache, verwendet und kann demzufolge unterschiedlichste Ursachen (Bakterien, Parasiten, Stress etc.) haben. Korrekterweise bezieht sich der Begriff aber auf die „Proliferative Ileitis" (▶ Kap. 5.2.1.3.2; Brown und Donnelly 2012, Müller und Wasel 2015b).

5.2.1.3.1 Endoparasiten

Protozoen wie *Giardia* spp. und *Spironucleus muris* und gelegentlich auch *Trichomonas* spp. und *Cryptosporidium* spp. sowie Nematoden wie *Syphacia* spp. finden sich häufiger bei Hamstern und sind meist apathogen (▶ Tab. 5-5). Wird Ihre Vermehrung aber durch Stress und Mangelsituationen begünstigt, können die Infektionen klinisch manifest werden. Die Therapie erfolgt je nach Befund der Kotuntersuchung mit klassischen Medikamenten wie Metronidazol und Fenbendazol (▶ Kap. 4.2.3).

5.2.1.3.2 Proliferative Ileitis *(Lawsonia intracellularis)*

Die „Proliferative Ileitis" (transmissible ileale Hyperplasie) wird hervorgerufen durch *Lawsonia intracellularis*, ein gram-negatives Bakterium, das auch bei anderen Tierarten (z. B. Schwein [Porcine proliferative Enteritis], Pferd, Schaf, Kaninchen, Ratten etc.) als Durchfallerreger bekannt ist. Die Übertragung erfolgt fäkal-oral, die Vermehrung der Erreger dann intrazellulär in Enterocyten (bis in die Muscularis), was mit Proliferation der Darmschleimhaut und Enteritis einhergeht. Prädisponierend für klinische Symptome ist Stress (Absetzen, Futterwechsel, Transport, Gruppenhaltung etc.), weshalb vor allem junge Tiere (2–8 Wochen) erkranken. Sie zeigen faulig-riechenden, wässrigen Durchfall und eine entsprechend feuchte Analregion, stumpfes Fell, Anorexie, Apathie, Dehydratation und aufgeblähte Darmschlingen. Gastrointestinale Obstruktionen, Invaginationen und Rektumvorfälle sind ebenfalls möglich.

Die Diagnose erfolgt durch Silberfärbung histopathologisch gewonnener Darmproben. Eine Anzüchtung aus Kot gelingt nicht. Ein Therapieversuch mit symptomatischer Therapie (Infusion, Bismuthsalze) und Antibiotika wie Enrofloxacin, Trimethoprim-Sulfonamiden, Tetrazyklinen, Metronidazol, Chloramphenicol oder Neomycin sind beschrieben. Die Prognose ist aber zumeist schlecht. Stressarme

Haltung, Quarantäne betroffener Tiere und Umgebungsdesinfektion sind wichtig, um andere Tiere zu schützen (Brown und Donnelly 2012, Müller und Wasel 2015b).

5.2.1.3.3 Hämorraghische Ileocolitis (Clostridium difficile)

Obwohl die meisten Mäuseverwandten vergleichsweise unempfindlich sind, sind Enterocolitiden durch *Clostridium difficile* und *E. coli* beim Hamster, beim Gerbil (Amoxicillin, Metronidazol, Streptomycin), bei der Maus (Streptomycin) und der Ratte (Nitrofurantoin) beschrieben. Auslöser klinischer Symptome sind häufig Gaben ungeeigneter Antibiotika. Angaben zur Prävalenz fehlen. Klinisch zeigen sich profuser Durchfall, Anorexie, stumpfes Fell, Dehydratation, Hypothermie und/oder akute Todesfälle. Betroffene Hamster sterben oft an Durchfall durch Typhlitis (akute Toxämie, Flüssigkeit, Schleimhautblutungen und Ödeme) und Colitis oder auch ohne klinische Anzeichen.

Die Diagnosestellung (▶ Kap. 3) erfolgt aufgrund des Vorberichts (Antibiotikagabe) und einer bakteriellen Kotuntersuchung (Anzüchtung schwierig und Erregernachweis allein nicht beweisend) oder histopathologischen Untersuchung verstorbener Tiere. Der Nachweis kann auch mittels Antikörperbestimmung im Serum oder PCR aus Biopsieproben erfolgen. Ein Toxinnachweis im Kot (ELISA) steht nicht kommerziell zur Verfügung (Huynh und Pignon 2013). Die Therapie (▶ Kap. 4) erfolgt symptomatisch (Infusion, Wärme, Probiotika etc.) und durch gezielte Antibiose (▶ Kap. 4.2.4). Die Prognose ist aber zumeist schlecht.

5.2.1.3.4 Tyzzer's disease Krankheit (Clostridium piliforme)

Klinisch manifeste Infektionen mit *Clostridium piliforme* kommen auch beim Hamster vor (weiteres ▶ Kap. 5.2.2.5; Brown und Donnelly 2012, Müller und Wasel 2015b).

5.2.2 Maus, Ratte und Gerbil

Ratten, Mäuse und Gerbile (Wüstenrennmäuse) zählen zu den Nagetieren (Rodentia) der Unterordnung der Mäuseverwandten (Myomorpha). Mäuse (*Mus musculus*, Familie Langschwanzmäuse) und Ratten (*Rattus norvegicus*) gehören beide zur Unterfamilie der Altweltmäuse und zu den weit verbreitetsten Säugetieren.

5.2.2.1 Verdauungsphysiologie

Die wildlebenden Arten sind überwiegend nachtaktiv. Haustiere passen sich aber meist den Besitzern an und sind teilweise auch tagaktiv. Sie leben in Erdbauten und Spalten, können aber auch gut klettern. Als klassische Saatfresser mit einfachem Magen-Darm-Trakt (▶ Abb. 5-21) ist ihre Kapazität zur Zelluloseverdauung begrenzt, weshalb sie verschiedene Energiequellen aufnehmen und sich partiell insektivor ernähren.

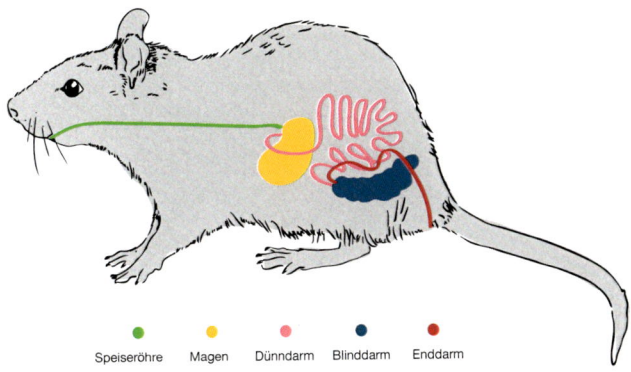

Speiseröhre Magen Dünndarm Blinddarm Enddarm

Abb. 5-21 Verdauungstrakt einer Ratte – schematisch

Zähne: Im Gegensatz zu den herbivoren Nagern wachsen bei ihnen nur die Incisivi lebenslang (bis zu 3,9 mm im UK), nicht aber die Molaren. Ein Zahnwechsel findet meist nicht statt (insges. 16 Zähne: $I^1_1 \, C^0_0 \, P^0_0 \, M^3_3$; Visser et al. 2015).

Magen-Darm-Trakt: Die Mäuseverwandten haben einen einfachen Magen-Darm-Trakt mit weniger ausgebildetem Caecum (weniger Zelluloseverwertung). Der Magen ist bei Mäusen und Ratten mittels einer Falte in einen kranialen mit verhorntem Epithel (Speicher) und einen kaudalen mit Drüsen ausgekleideten Teil unterteilt. Ein Erbrechen ist nicht möglich, das sog. **Pica-Verhalten**, die Aufnahme größerer Mengen unverdaulichen Materials zum Vorschub des Nahrungsbreis, wird aber als Zeichen von Übelkeit gewertet. Ratten haben keine Gallenblase. Im Caecum und im Colon findet die Aufschlüsselung unverdaulicher Nahrungsbestandteile und die Synthese einiger Vitamine statt (Chiasson 1977, Visser et al. 2015).

Ernährung: Mäuseverwandte sind granivor, partiell insektivor und werden teilweise auch als omnivor bezeichnet. In der Natur ernähren sie sich überwiegend von pflanzlichen Materialien wie Samen, Wurzeln, Blättern und Halmen. Einige Arten fressen auch Insekten und andere Proteinquellen und haben sich an menschliche Nahrungsmittel adaptiert. Entsprechend sollten Sämereien (Körnermischungen oder pelletiertes Alleinfutter), Frischfutter (Gemüse und Obst) und ein Proteinanteil von 14–17 % (23–30 %; Visser et al. 2015; z. B. Mehlwürmer, Hundekuchen, Hüttenkäse, gekochte Eier etc.) gefüttert werden (Futteraufnahme: 3,5–4,0 % des KGW/Tag; Wasseraufnahme: 10–15 ml/100 g KGW/Tag, Gerbil 4–10 ml/100 g/Tag (Kamphues et al. 2014).

Süße Futtermittel und Ölsaaten sollten weitgehend vermieden werden. Pelletierte Futtermittel (ca. 16 % Protein und 5 % Fett) verhindern die Selektion und können durch Gemüse, Protein, Nagematerial und kleine Mengen Obst ergänzt werden (Keeble 2009). Wird vorwiegend Trockenfutter gefüttert, muss immer ausreichend frisches Wasser zur Verfügung stehen, da die Tiere leicht zur Exikose neigen (4–7 ml/Maus und Tag; Visser et al. 2015). Gerbile neigen zu Hypercholesterinämie (Keeble 2009).

Darmflora: Publikationen zur Darmflora von Kleinnagern stammen meist aus Laborstudien. So wurden z. B. in der Darmflora von mongolischen Rennmäusen anaerobe (*Bifidobacterium, Clostridium, Propionibacterium, Lactobacillus, Bacteroides, Peptostreptococcus*) und fakultativ anaerobe und aerobe Bakterien (*Bacillus, Streptococcus, Staphylococcus, Acinetobacter, Alcaligenes, Escherichia, Pasteurella, Pseudomonas*) isoliert (Worthington und Fulghum 1988). Auch wenn Mäuse und Ratten weniger empfindlich auf Antibiotika mit gram-positivem Wirkspektrum reagieren als herbivore Nager, sollten sie doch auch bei ihnen mit Vorsicht eingesetzt werden (Visser et al. 2015).

5.2.2.2 Übersicht häufiger Durchfallursachen und gängiger Nachweisverfahren

Mäuseverwandte neigen zu infektiösen (▶ Tab. 5-6) und nicht infektiösen Durchfällen, v. a. als Jungtiere. Diätische Faktoren (Menge, Verderb, Fehlernährung), Endoparasiten und andere Krankheiten sind ursächlich (▶ Abb. 5-22) Bakterielle und virale Ursachen sowie Neoplasien sind bei Labortieren gut untersucht, spielen in der Heimtierhaltung aber nur eine untergeordnete Rolle.

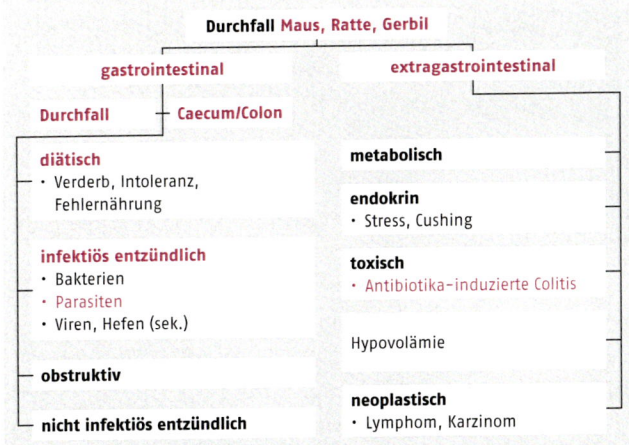

Abb. 5-22 Durchfallursachen bei Maus, Ratte und Gerbil allgemein

Tab. 5-6 Infektiöse Durchfallursachen und Nachweisverfahren im Kot von Mäusen, Ratten und Gerbilen (nach Brown und Donnelly 2012; Beck und Pantchev 2013; Huynh und Pignon 2013)

Erregergruppe	Erreger und Nachweisverfahren
Parasiten	
• Protozoen	• *Giardia* spp., *Spironucleus muris*, *Tritrichomonas muris*, *Chilomastix* spp., *Entamoeba muris*, *Cryptosporidium* spp., *Eimeria nieschulzi*, *Eimeria falciformis*, *Klossiella muris*
• Nematoden	• *Syphacia obvelata*, *Syphacia muris*, *Aspiculuris tetraptera*, *Dentostomella translucida* (Pfriemschwänze; ▶ Abb. 5-23)
• Zestoden	• *Hymenolepis nana*, *Hymenolepis diminuta* (▶ Abb. 5-24)
Bakterien	BU: • **Maus:** *Clostridium difficile*, *Clostridium perfringens* Typ E, *E. coli* (Antibiotika-induzierte Colitis), *Clostridium piliforme* (Tyzzer's disease), *Salmonella enteritidis*, *Salmonella typhimurium*, *Proteus* spp., *Yersinia* spp., *Campylobacter* spp., *Pseudomonas* spp., *Pasteurella* spp., *Listeria* spp., *Klebsiella* spp., *Lawsonia intracellularis*, *Corynebacterium kutscheri*, *Helicobacter* spp., *Citrobacter freudii* (transmissible murine Colonhyperplasie) • **Ratte:** *Clostridium piliforme* (Tyzzer's disease), *Salmonella enteritidis*, *Salmonella typhimurium*, *Campylobacter* spp., *Lawsonia intracellularis*, *Corynebacterium kutscheri* (Hepatitis) u. a. • **Gerbil:** *Clostridium piliforme* (Tyzzer's disease), *Salmonella enteritidis*, *Salmonella typhimurium*, *Citrobacter rodentium*, *E. coli*, *Helicobacter* u. a.

Erregergruppe	Erreger und Nachweisverfahren
Viren	PCR, ELMI: • **Maus:** Rotavirus (Epizootic diarrhoe of infant mice/rats [Jungtiere]), Reovirus (Jungtiere), Coronavirus (Mouse hepatitis virus), Lymphozytärer Choriomeningitis Virus, Muriner Norovirus 1 (Calicivirus), Mouse cytomegalovirus, Mousepox virus • **Ratte:** Coronavirus (Sialodacryoadenitis-Virus, Parkers rat coronavirus), IDIR (infectious diarrhoe of infant rats [Rotavirus-like]), Rotavirus
Pilze	*Candida albicans*

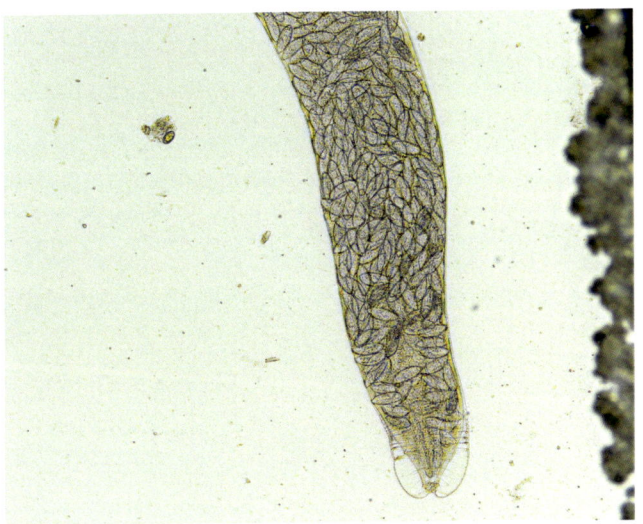

Abb. 5-23 *Syphacia obvelata* (adulte Oxyure mit Eiern; Größe: 110–140 µm × 30–40 µm, längsoval, asymmetrische Seitenwände) und links ein *Trichuris muris*-Ei (Peitschenwurm; Ei-Größe 67–70 µm × 31–34 µm; zitronenförmig; dicke, mehrschichtige Schale und glasige Polpfröpfen) einer Ratte (Flotationspräparat 100 ×)

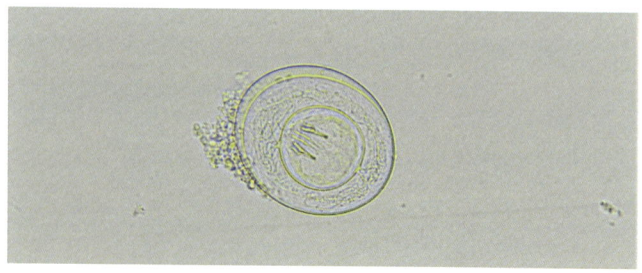

Abb. 5-24 *Hymenolepis*-Ei (Zwergbandwurm) einer Maus (Flotations-präparat 400 ×; Größe: ca. 44–62 × 30–55 μm; Oncosphäre bis 30 μm; Ei elliptisch, zarte Hülle)

5.2.2.3 Häufige Endoparasiten

Protozoen wie **Spironucleus muris** werden häufig bei Mäusen, Ratten, Gerbilen und Hamstern nachgewiesen. Klinische Symptome wie Apathie, Gewichtsverlust, Dehydratation, Durchfall und Tod treten vorwiegend bei immunsupprimierten Jungtieren (Alter 3–6 Wochen) auf. Die empfohlene Therapie besteht in der Gabe von Metronidazol (10–40 mg/kg 2 × im Abstand von 5 Tagen; Brown und Donnelly 2012, Beck und Pantchev 2013, Huynh und Pignon 2013).

Verschiedene *Eimeria* spp. wurden auch bei Kleinnagern identifiziert. *Eimeria falciformis* kommt am häufigsten bei Mäusen vor. Die Therapie besteht in Gabe von 0,5 % Toltrazuril (10–20 mg/kg oral 3 Tage, 5 Tage Pause, 3 Tage etc.; Brown 2012, Beck und Pantchev 2013, Huynh und Pignon 2013).

5.2.2.4 Candida albicans

Hefen werden gelegentlich auch bei Mäusen, Hamstern, Meerschweinchen, Gerbilen, Ratten und Chinchillas nachgewiesen. Die Infektionen verlaufen zumeist asymptomatisch, können aber auch zu extensiven Candidasen mit Todesfällen bei immunsupprimierten Tieren führen. Die Infektion erfolgt meist durch kontaminierte Schlafplätze. Der Nachweis erfolgt durch mykologische Kotuntersuchung. Die Therapie erfolgt mit Nystatin (60.000–90.000 IU/kg oral 2 × tgl. über 7–10 Tage; Brown und Donnelly 2012, Huynh und Pignon 2013).

5.2.2.5 Tyzzer's disease *(Clostridium piliforme)*

Die Tyzzer's disease ist eine seit 1917 bekannte Infektionskrankheit v. a. der Kleinnager (Versuchstierkunde; bes. empfänglich: Gerbil), aber auch anderer Säuger (z. B. Kaninchen, Meerschwein, Hamster, Pferd, Hund, Katze etc.). Erreger ist *Clostridium piliformis* (früher *Bacillus piliformis*), ein gram-negatives, obligat intrazellulär (v. a. in Hepatozyten, Darm und Lymphknoten) lebendes, sporenbildendes Bakterium. Die Infektion erfolgt über kontaminiertes Futter oder Kontakt zu Wildnagern (IKZ 10 Tage).

Klinische Symptome treten v. a. bei immunsupprimierten Jungtieren in den ersten Lebenswochen auf. Prädisponierend ist Stress (Absetzen, Überbesatz, andere Krankheiten, Transport, Immunsuppression, suboptimale Haltung etc.). Die betroffenen Tiere zeigen Durchfall, Dehydratation, Lethargie, stumpfes Fell, Anorexie, Gewichtsverlust und ggf. auch ZNS-Symptome. Akute Todesfälle treten auf. Eine Anzüchtung auf künstlichen Nährböden ist nicht möglich, daher sind falsch-negative bakteriologische Ergebnisse möglich. Der Nachweis erfolgt entsprechend durch histopathologische Untersuchung verstorbener Tiere (Leber, Darm, intrazelluläre Bakt.). Typische Befunde sind miliäre Lebernekrosen, Nekrosen im Dünndarm und in regionären Lymphknoten mit Bakterien in vitalen Randzellen (Giemsa-Färbung oder Versilberung).

Seit einiger Zeit ist auch ein *Clostridium-piliforme*-Antikörper-IFA verfügbar. Ein positiver Antikörper-Nachweis ist allerdings nur beweisend für den Trägerstatus. Die Therapie erfolgt unterstützend und sollte alle Kontakttiere umfassen. Tetrazykline und Chloramphenicol scheinen wirksam. Quarantäne, Umgebungsbehandlung sowie eine Optimierung der Haltung sind erforderlich, um persistierende Infektionen zu verhindern (Brown und Donnelly 2012, Ward 2009).

5.2.2.6 Antibiotika-induzierte Enterocolitis

Während die meisten Mäuseverwandten vergleichsweise unempfindlich sind, sind Enterocolitiden durch *Clostridium difficile* und *E. coli* beim Hamster, beim Gerbil (Amoxicillin, Metronidazol, Streptomycin), bei der Maus (Streptomycin) und der Ratte (Nitrofurantoin) beschrieben (Ward 2009). Weiteres siehe ▶ Kap. 5.1.2.6 und ▶ Kap. 5.2.1.3.2).

5.3 Karnivore (Fleischfresser)

Als Karnivore (lat. carnis = Fleisch, vorare = verschlingen) bezeichnet man Tiere, die sich hauptsächlich von tierischem Gewebe ernähren. Die bleibenden Zähne wachsen nicht weiter, und eine mikrobielle Zelluloseverwertung findet nicht statt.

5.3.1 Frettchen

Frettchen (*Mustela putorius furo*, auch „Frett" von frz. Furet = Dieb) zählen zur Familie Mustelidae (Marder) und sind die domestizierte Form des europäischen Iltisses (Chitty 2009). Im Gegensatz zu den Herbivoren und Granivoren besitzen sie kein Caecum (▶ Abb. 5-25) und sind daher auch nicht in der Lage, Zellulose zu fermentieren.

5.3.1.1 Verdauungsphysiologie

Als solitär lebende reine Fleischfresser und exzellente Jäger ernähren sich Frettchen/Iltisse in freier Natur von ganzen Beutetieren.

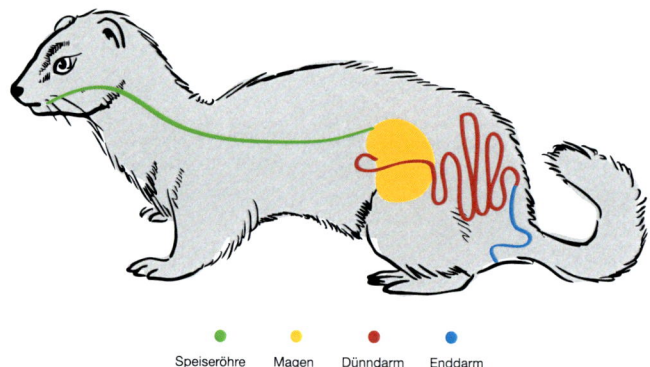

| ● Speiseröhre | ● Magen | ● Dünndarm | ● Enddarm |

Abb. 5-25 Verdauungstrakt eines Frettchens – schematisch

Zähne: Frettchen haben ein klassisches Fleischfressergebiss mit 34 Zähne ($I_3^3 C_1^1 P_3^3 M_2^1$). Der Durchbruch der Milchzähne erfolgt mit 3–4 Wochen, der Zahnwechsel (Milchgebiss $I_3^4 C_1^1 P_3^3 M_0^0$) erfolgt mit ca. 50–74 Tagen (Chitty 2009, Roest 2015).

Magen-Darm-Trakt: Der Magen ist einfach, j-förmig und dehnbar (> 50 ml/kg). Ein wirklicher gastrooesophagealer Sphinkter, der Erbrechen verhindert, fehlt. Der Dünndarm (Duodenum 10 cm, Jejunoileum) ist mit etwa 5-facher Körperlänge (bis 198 cm) vergleichsweise kurz, ebenso der Dickdarm mit nur 10 cm. Caecum und Appendix fehlen (Chitty 2009). Das Kolonepithel weist keine Mikrovilli auf, wodurch die Resorption von Wasser (nur +/− 10 %), Vitaminen und Mineralien stark eingeschränkt ist und die Tiere schneller dehydrieren. Die bakterielle Dickdarmbesiedlung ist gering, weshalb oral verabreichte Antibiotika keine nachteiligen Einflüsse haben (Roest 2015).

Ernährung: Bedingt durch die kurze Passagezeit von nur 3–4 Stunden (Jungtiere nur 1 Stunde) und das Fehlen einer fermentierenden Magen-/Darmflora ist die Verwertung und Absorption von Futterinhaltsstoffen relativ ineffizient (Roest 2015). Frettchen sind daher auf eine Ernährung aus leicht verdaulichen Proteinen (80 % tierisch) angewiesen. Fett ist die Hauptenergiequelle, Kohlenhydrate werden schlecht, Zellulose so gut wie gar nicht verwertet (Chitty 2009). Sie fressen daher bevorzugt kleine Säugetiere (60 %), Vögel, Eier, Amphibien, Krustentiere, Fische, Würmer und Insekten. Pflanzliche Proteine beschränken sich zumeist auf die wenigen vorverdauten Anteile im Darm der Beutetiere.

Das angebotene Futter sollte also entsprechend zuckerarm und proteinreich sein (mind. 32–38 % tierisches Eiweiß [30 % Rohprotein in der Trockensubstanz], 20–25 % tierisches Fett [> 15 %], wenig Kohlenhydrate [< 30 %] und Rohfaser; Energiebedarf: 200–300 kcal/kg KGW [Fehr et al. 2014, Roest 2015]; 500 kJ ME/kg KM^{0,75} [Kamphues et al. 2014]). Trockenfutter und Wasser (75–100 ml/Tag) müssen immer zur Verfügung stehen, Nass-/Frischfutter sollte mehrmals täglich in kleinen Portionen angeboten werden (90–130 g Feuchtfutter bzw. 25–35 g Trockenfutter/Tier/Tag; Kamphues et al. 2014), um Verderb zu vermeiden (Frettchen verstecken gern; Roest 2015). Frisches Schweinefleisch und andere nicht erhitzte Schlachtabfälle sollten wegen der Infektionsgefahr (Aujeszky-Virus; IBR, Salmonellen, Leptospiren, Botulinum-Toxin) nicht gefüttert werden (Kamphues et al. 2014).

Reine Fleischfütterung kann zu Mangelkrankheiten wie Osteodystrophia fibrosa, Rachitis, Chasteck-Paralyse (Vitamin B1) etc. führen (Kamphues et al. 2014). Zu energiereiche Ernährung führt zu Adipositas mit nachfolgenden Störungen, ein hoher Kohlenhydratanteil begünstigt durch Stimulation der Insulinproduktion das Insulinomrisiko, ein hoher Anteil pflanzlicher Proteine die Harnsteinbildung (Struvit; Fehr et al. 2014, Roest 2015).

Da Frettchen schnell zu Nahrungsspezialisten werden, empfiehlt es sich, frühzeitig mit unterschiedlichen Futtermitteln zu beginnen (Alter < 4 Monate). Als Alleinfutter eignen sich hochwertige Frettchen-Trockenfutter (z. B. Totally Ferret®) und hochwertiges Katzenbaby-Futter, die mit Frischfleisch oder Beutetieren (1–4 Mäuse/Tag) ergänzt werden können. Protein- und Energiegehalt im Hundefutter decken den Bedarf der Frettchen nicht (Fehr et al. 2014). Leckerbissen sollten ebenfalls protein- und fettreich, aber kohlenhydratarm sein, insbesondere bei Insulinomverdacht. Als gute Alternative gelten kleinste Stückchen Fleisch, gekochtes Ei, Eigelb oder Katzenleckerbissen auf Fleischbasis. Nur in hypoglykämischen Phasen darf kurzzeitig Traubenzucker oder Paste, wie Nutri Cal® (Albrecht) oder Honig, eingesetzt werden. Für kranke Tiere können Katzenfutter wie Convalescence Support® (Royal Canin) und Prescription Diet a/d® (Hills) verwendet werden (Roest 2015).

5.3.1.2 Übersicht häufiger Durchfallursachen und gängiger Nachweisverfahren

Zu den häufigsten Durchfallursachen beim Frettchen zählen infektiöse (Viren, Bakterien; ▶ Tab. 5-7) und nicht infektiöse entzündliche Ursachen (IBD etc; ▶ Abb. 5-26). Auch Fremdkörper verursachen häufiger Durchfall (▶ Abb. 5-27). Endoparasiten kommen vor (bis zu 8,5 %; Pantchev et al. 2005), sind aber vergleichsweise seltener ursächlich verantwortlich (vorwiegend bei Jungtieren).

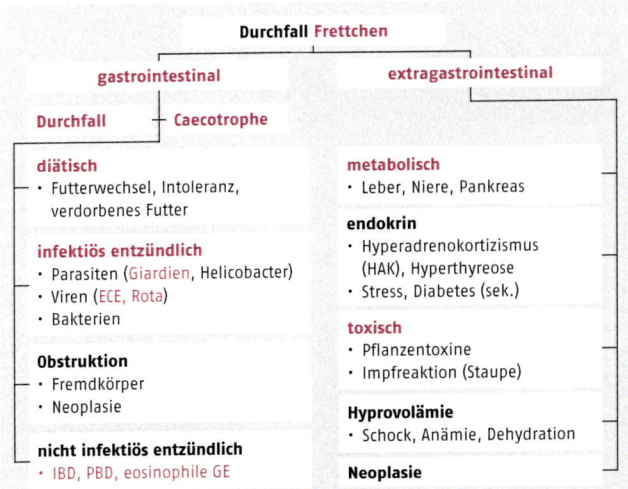

Abb. 5-26 Häufige Durchfallursachen bei Frettchen

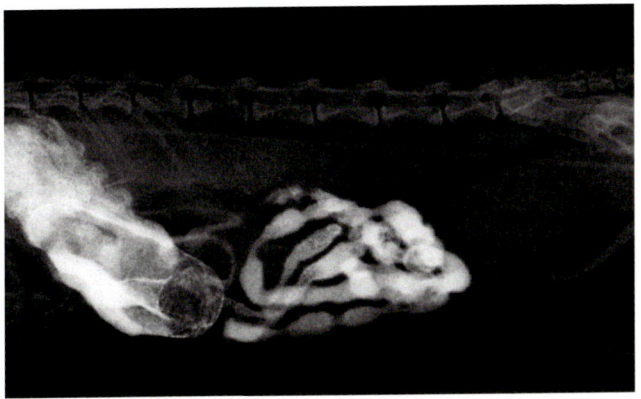

Abb. 5-27 Röntgenbild eines Frettchens mit Fremdkörper im Magen (l/l, Bariumkontrast)

Tab. 5–7 Infektiöse Durchfallursachen und Nachweisverfahren im Kot von Frettchen (nach Johnson–Delaney 2009, Beck und Pantchev 2013, Huynh und Pignon 2013)

Erregergruppe	Erreger und Nachweisverfahren
Parasiten	
• Protozoen	• Flot: *Cryptosporidium, Eimeria furonis, Eimeria ictidae, Isospora laidlawii* (v. a. Jungtiere); MIFC, ELISA: *Giardia duodenalis*
• Nematoden	• Flot: *Toxascaris leonina, Toxocara cati, Uncinaria criniformis* (Hakenwurm), *Ancylostoma* spp., *Capillara* spp., *Dioctophyme renale*
• Zestoden	• Flot: *Taenia* spp., *Mesocestoides* spp., *Ariotaenia procyonis, Diphylidium caninum*
• Trematoden	• Sed: *Troglotrema acutum*
Bakterien	BU: *Campylobacter* spp., *Clostridium* spp., *Salmonella* spp., *Lawsonia intracellularis, Mycobacterium* spp.; PCR: *Helicobacter mustelae*
Viren	PCR, ELMI: Epizootische catheralische Enteritis (ECE, ferret enteric coronavirus FECV), Rotavirus (Jungtiere), Staupe, Influenza, Aleutendisease, ferret infectious peritonitis virus (FeIPV)

5.3.1.3 Giardiasis

Giardien werden nach aktuellen Studien zwar gelegentlich bei Frettchen nachgewiesen (bis 13 % [Huynh und Pignon 2013]; 2,9 % [2/68; Pantchev et al. 2011), scheinen aber als Durchfallursache nur eine fragliche Rolle, v. a. bei Jungtieren, zu spielen. Diskutiert wird aber, ob diese Giardien eine humanpathogene Rolle spielen, da häufiger Assemblage AI oder BIV von *Giardia duodenalis* isoliert wird, allerdings mit frettchenspezifischen Sequenzen (Pantchev et al. 2014). Die Diagnose erfolgt wie beim Chinchilla (▶ Kap. 3.3 und ▶ Kap. 5.1.3.3). Therapeutikum der Wahl ist Metronidazol (10–30 mg/kg 2 × tgl. über 5 Tage), wobei für eine Eliminierung (Zoonose) zumeist eine deutlich längere Therapie und umfassende Umgebungsreinigung erforderlich ist.

5.3.1.4 Epizootische katarrhalische Enteritis (ECE) – Coronavirus-Infektion

Die ECE (Syn. green slime disease) ist eine v. a. in den USA und den Niederlanden (bis zu 61 %) weit verbreitete, hochinfektiöse Durchfallerkrankung insbesondere bei adulten Frettchen (schwerere Symptome). Erreger ist ein Frettchen-spezifischer Coronavirus (ferret enteric coronavirus; FECV), das von asymptomatischen Jungtieren übertragen wird. Nach einer IKZ von 48 bis 72 Stunden zeigen die infizierten Tiere Lethargie, Anorexie, teilweise Erbrechen und zunächst Hypersekretion mit typischerweise profusem, grün-schleimigem Durchfall, der durch Malabsorption dann körnig werden kann. Histopathologisch zeigt sich eine lymphozytäre Enteritis mit Zottenatrophie und Epitheldegeneration. Die Diagnose kann mittels PCR aus Kot oder Darmbiopsie gestellt werden. Die Therapie erfolgt symptomatisch (▶ Kap. 4) mit Infusionen, Breitbandantibiotika, leicht verdaulicher Nahrung und Magen-Darm-Protektiva (z. B. Kaopectate®). Inwiefern eine Kreuzreaktivität zum felinen Coronavirus besteht, ist noch unklar (Huynh und Pignon 2013).

Ein verwandter ferret systemic coronavirus (FSCV) wurde kürzlich als Ursache einer progressiven pyogranulomatösen Krankheit beim Frettchen identifiziert, die der trockenen FIP ähnelt und eine ähnlich schlechte Prognose hat. Sie betrifft meist junge Frettchen, die mit generalisierter Polyadenomegalie, Durchfall, Gewichtsverlust, Anorexie und Erbrechen, selten Hinterhandlähmung, Krämpfen, respiratorische Störungen, Ikterus, Erytheme, Harnfärbung und Rektalprolaps zu kämpfen haben (Huynh und Pignon 2013).

5.3.1.5 Proliferative Bowel Disease (PBD) – Lawsonia-Infektion

Erreger der PBD ist *Lawsonia intracellularis*, ein obligat intrazellulär lebendes Bakterium, das zunächst bei Schweinen und Hamstern bekannt wurde, seit 1982 aber auch bei Frettchen und anderen Tierarten (auch Kaninchen) beschrieben ist. Betroffene Darmabschnitte sind verdickt. Die pathohistologische Untersuchung zeigt epitheliale Proliferationen mit Hypertrophie der Mukosa und Infiltration mit Monozyten und Granulozyten in einzelnen Abschnitten des Colons und teilweise des Dünndarms, die zum Teil auch palpierbar sind.

Klinische Symptome wie chronischer Durchfall (flüssig-dunkel, grün-schleimig), Rektumprolaps und hochgradiger Gewichtsverlust, sind aber selten (max. 3 % der infizierten Tiere) und treten v. a. bei wachsenden Jungtieren zwischen der 10. und 16. Lebenswoche auf. Auslöser scheinen Einflüsse von Umwelt, Ernährung und Stress zu sein. Die Diagnose basiert auf Vorbericht, Klinik und Ansprechen auf die Therapie oder einer pathohistologischen Untersuchung und

Silberfärbung. Eine Kot-PCR wird in den USA angeboten (www. zoologix.com). *Lawsonia* reagiert u.a. sensibel auf Tylosin, Tiamulin, Tetrazyklin und Erythromycin, schnellere Erfolge werden aber v.a. mit Chloramphenicol (50 mg/kg 2×tgl. über mind. 10 Tage) erzielt.

5.3.1.6 Inflammatory Bowel Disease (IBD)

Eine chronisch entzündliche, lymphoplasmazelluläre Darmerkrankung ist auch beim Frettchen bekannt. Die Ursache ist unbekannt, scheint aber mit Futtermittelintoleranz, Hypersensitivitätsreaktionen und inadäquater Immunantwort in Verbindung zu stehen. Betroffen sind zumeist junge bis mittelalte, häufiger männliche Einzeltiere (Watson et al. 2016). Sie zeigen chronisch breiigen, z.T. schleimig-körnigen Kot, intermittierende Anorexie, Erbrechen, Gewichtsverlust, vergrößerte Mesenteriallymphknoten sowie eine vergrößerte Milz.

Die Blutuntersuchung ergibt häufig Lymphozytose, Hypalbuminämie und erhöhte Leberenzymaktivität. IBD und Lymphome können ineinander übergehen und werden durch histopathologische und immunhistochemische Untersuchungen von Darmbiopsien unterschieden (Huynh und Pignon 2013, Watson et al. 2016). Die Therapie basiert auf hypoallergener Fütterung (Hill's Prescription diet z/d etc.) und Hemmung der Immunantwort. Mittel der Wahl sind aktuell Azathioprin (Imurek®; 0,9 mg/kg alle 1–3 Tage), Sucralfat (100 mg/kg 4×tgl.) und ggf. Vitamin B12 (Cobalamin 250 µg/kg s.c. 1×/Woche (6×), dann alle 2 Wo.). Prednisolon (1 mg/kg 1–2×tgl. p.o.) wurde früher häufig verwendet, scheint aber dauerhaft wenig erfolgversprechend (Burgess und Garner 2002).

5.3.1.7 Eosinophile Gastroenteritis

Die eosinophile Gastroenteritis des Frettchens wurde 1989 erstmals beschrieben (Fox et al. 1989) und ist eine seltenere Form der IBD. Die Ursache ist noch unklar, aber eine allergische oder immunologische Reaktion auf Futtermittel oder Parasiten wird vermutet; eine Neoplasie liegt nicht vor. Betroffene Tiere zeigen chronischen, wässrigen (Protein-Loosing-Enteropathie im Dünndarm) oder blutig-schleimigen (Dickdarm) Durchfall, intermittierendes Erbrechen (bei Magenbeteiligung), Gewichtsverlust, Dehydratation und reduzierte Futteraufnahme.

Histopathologisch ist eine fokale oder diffuse Verdickung der Darmschlingen mit vermehrter Infiltration von Mukosa, Submukosa und Muskularis von Magen und Dünndarm mit eosinophilen Granulozyten zu erkennen. Fokale eosinophile Granulome können in Mesenteriallymphknoten, Abdominalorganen (Leber etc.) und selten anderen Organen (Lunge etc.) vorkommen (multisystemische Form; Lightfood 1995). Die Diagnose erfolgt durch Darmbiopsie und/oder Blutuntersuchung (z. T. Eosinophile [bis zu 35 %], Hypoproteinämie, Hypalbuminämie). Futterhypersensibilitäten können gleichzeitig vorkommen (Huynh und Pignon 2013).

Die Therapie erfolgt symptomatisch (Infusion; hochkalorische, getreidefreie Nahrung) und immunsuppressiv (Prednisolon 1,25–2,5 mg/kg 1×tgl., dann Reduktion; Fox et al. 1989, Fazakas 2000, Lightfood 1995). Die Gabe von Cyclosporin (4 mg/kg 2×tgl.) oder Azathioprin (0,9 mg/kg, alle 2 Tage) ist ebenfalls beschrieben (Huynh und Pignon 2013). Parasitenbefall wird mit entsprechenden Mitteln behandelt (Ivermectin, Selamectin etc.; Fox et al 1989, Fazakas 2000, Lightfood 1995).

5.3.1.8 Helicobacter-Infektion

Die Infektion mit *Helicobacter mustelae* (microaerobe, gram-negative Stäbchen) ist eine sehr häufige, oft lebenslang persistierende Infektion bei Frettchen, die zwar mit Meläna, aber nur selten mit Durchfall einhergeht. Sie führt zu epithelialer Hyperplasie, Drüsendysplasie und Leukozyteninfiltraten in Magen und Duodenum. Das klinische Bild scheint stressinduziert und reicht von asymptomatischen Fällen bis hin zu schweren Gastritiden und Ulzera (WHO: Kl.-1-Kanzerogen [Lymphome, Adenokarzinome]), Lethargie, Anorexie und v. a. Erbrechen. Die Diagnose erfolgt mittels PCR aus Magenbiopsien. Atemtests sind nur für die Humanmedizin verfügbar, PCR-Untersuchungen aus dem Kot sind selten erfolgreich. Die Therapie erfolgt als sogenannte Tripeltherapie über einen Zeitraum von mindestens 14 Tagen mit Amoxicillin (10 mg/kg 2×tgl. p.o.), Metronidazol (20 mg/kg 2×tgl. p.o.) und Bismuthsubsalicylat (17 mg/kg 2×tgl. p.o.) oder Clarithromycin (12,5 mg/kg 3×tgl. p.o.) + Ranitidin (24 mg/kg 3×tgl. p.o.) o. ä. (Hoefer et al. 2012).

5.3.1.9 Rotavirus-Infektion

Rotaviren der Gruppe C werden als Durchfall- und Dehydratationsursache bei jungen Frettchen beschrieben. Histopathologische Untersuchungen zeigen oberflächliche atrophische Enteritis mit Nekrose der

Epithelzellen an den Villispitzen (Wise et al. 2009). In Deutschland können Rotavirus-Antikörper im Blut bestimmt und der Kot elektronenmikroskopisch untersucht werden. In den USA und den Niederlanden stehen spezielle RT-PCR zur Verfügung (Huynh und Pignon 2013).

5.4 Insektivore (Insektenfresser)

5.4.1 Europäischer Igel

5.4.1.1 Verdauungsphysiologie

Als nachtaktiver Insektenfresser (Ordnung Insectivora) und Winterschläfer ist der europäische Igel (*Erinaceus europaeus*) insbesondere im Spätherbst das am häufigsten vorgestellte Wildtier in der Tierarztpraxis.

Zähne: Igel haben ein Milchgebiss mit 28 Zähnen und ein Dauergebiss mit 36 Zähnen (I_2^3 C_1^1 P_2^3 M_3^3).

Magen-Darm-Trakt: Der Verdauungstrakt ist einfach gebaut (Passagezeit ca. 20 Stunden), ohne Blinddarm (Lipotyphla = Insectivora ohne Caecum). Der Magen ähnelt dem der Fleischfresser in Form und Funktion, wobei zusätzlich Chininase sezerniert wird. Der Darm besteht aus einem Dünndarm und einem glatten Kolon (6–8-fache Körperlänge; Weiler und Schultz 2001).

Ernährung: Die Ernährung des Igels wechselt geographisch, jahreszeitlich, altersbedingt und individuell und umfasst v. a. Laufkäfer (Ohrwürmer, Tausendfüßler etc., bis 65 %), Schnecken (bis 10 %), Raupen und Larven (Schmetterlingslarven), Würmer (Regenwürmer) und Spinnen, aber auch kleine Säugetiere, Vögel, Eier und Pflanzenteile (< 10 %). Entsprechend sollte Igelnahrung sehr eiweiß- (55–62 % TS) und fettreich (12–20 % TS; Bruttoenergie 2100–2450 kJ/100g TS) und reich an schwer- und unverdaulichen Stoffen sein (Rohfaser/Chitin 7–12 % TS). Je nach Energiegehalt der Nahrung nehmen sie so 60–90 g Nahrung pro Nacht auf.

Die Laktaseaktivität bei Igeln ist sehr gering, weshalb die laktosereiche Milch anderer Spezies nicht vertragen wird. In menschlicher

Obhut eignen sich Hunde- und Katzenfutter gemischt mit rohfaser-reichen Futtermitteln (Futterflocken, Weizenkleie, Igel-Trockenfutter). Eigenmischungen können aus Rind- oder Geflügelfleisch, Leber, Vollei, Maiskeimöl, Möhre, Flocken und Mineralfutter zusammengestellt werden (siehe Empfehlungen der Igelhilfe Pro Igel, www.pro-igel.de; Struck und Meier 1998, Weiler und Schultz 2001).

5.4.1.2 Übersicht häufiger Durchfallursachen und gängiger Nachweisverfahren

Neben bakteriellen Infektionen und Endoparasitenbefall (▸ Tab. 5-8) stellen unspezifische Enteritiden durch Fütterungsfehler (Milch, Obst etc.) die häufigsten Durchfallursachen bei Igeln dar.

Tab. 5-8 Infektiöse Durchfallursachen und Nachweisverfahren im Kot von Igeln (nach Biewald 2001, Beck und Pantchev 2013; Fehr et al. 2015)

Erregergruppe	Erreger und Nachweisverfahren
Parasiten	
• Protozoen	• Flot: Kokzidien (*Isospora rastegaievae, I. erinacei, Eimeria ostertagi, E. perardi*); ELISA: *Crytosporidium* spp.
• Nematoden	• Flotation: *Capillaria* spp. (Lungenhaarwürmer: *Capillaria aerophila, Capillaria tenuis*; Darmhaarwürmer: *C. erinacei, C. ovireticulata*); Magenwurm (*Physaloptera clausa*); Speiseröhrenwurmbefall (*Gongylonema mucronatum, Gongylonema neoplastiscum, Spirocera lupi*); Auswanderung: *Crenosoma striatum* (Lungenwurm)
• Zestoden	• Makroskopie, Flot: *Hymenolepis erinacei*
• Trematoden	• Flot-Sed: *Brachylaemus erinacei*
• Kratzer	• Sed: *Acantocephala* spp.
Bakterien	*E. coli, Salmonella, Pasteurella, Klebsiella, Staphylococcus, Aeromonas, Proteus, Pseudomonas; Leptospira, Yersinia* spp.
Viren	PCR, ELMI: Parvovirose

5.4.1.3 Endoparasitenbefall

Igel sind bedingt durch ihre Ernährung häufig von Parasiten befallen (71 % laut Pantchev et al. 2005). Je nach Untersuchungsverfahren können unterschiedliche Erreger gefunden werden. So wiesen Pant-chev und Mitarbeiter (2005) mittels Flotation in 59 % (98/166) einen *Capillaria*-Befall (▶ Abb. 5-28, 45 % Mischinfektion mit *Crenosoma striatum)*, in 11,4 % (19/166) einen *Isospora*-Befall und in 0,6 % einen *Hymenolepsis erinacei*-Befall nach, zudem mittels Trichter-Auswan-derungsverfahren in 45 % (72/160) *Crenosoma-striatum*-Larven und mittels Crytosporidien-ELISA in 33 % (2/6) *Cryptospiridium* spp.

Andere Untersuchungen gehen bei wildlebenden Igeln von bis zu 74 % Darmhaarwürmern, bis zu 72 % Lungenwürmern und bis zu 41 % Lungenhaarwürmern aus (Barutzki et al., 1987). Ob die selten nachgewiesenen Giardien (Barutzki et al. 1987) eine Rolle als Endo-parasiten oder Passanten beim Igel spielen, wird diskutiert (Beck und Pantchev 2013).

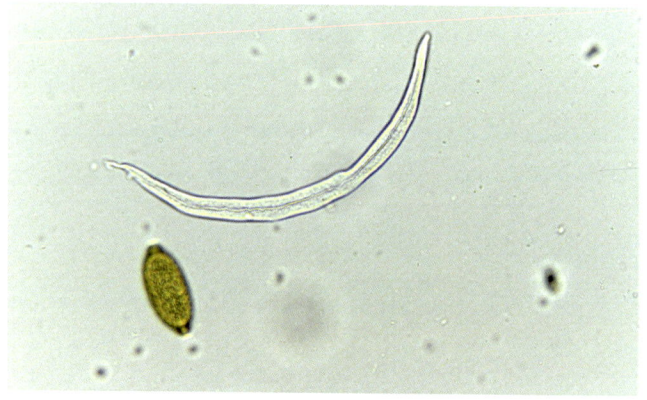

Abb. 5-28 *Crenosoma*-Larve (mittig; 250–290 × 16–19 µm, spitzes Ende) und *Capillaria*-Ei (links unten; elliptisch–zitronenförmig, stark gewölbte Seitenwände; dicke Schale; Polpfröpfe ca. 60–70 × 29–32 µm) in der Kotprobe eines Igels (Flotationspräparat, 100 ×)

Wird ein Igel mit Durchfall, Abmagerung und/oder respiratorischen Symptomen vorgestellt, sollte entsprechend immer eine Kotflotation (*Capillaria* etc.) und eine Untersuchung mittels Auswanderung aus einer Sammelkotprobe durchgeführt werden (*Crenosoma*) sowie bei Bedarf auch eine Untersuchung auf Crytosporidien (ELISA) und/oder Giardien (ELISA).

Die Infektion mit embryonierten *Capillaria*-Eiern (Lungenhaarwürmern) erfolgt durch direkte Aufnahme oder Verzehr von infizierten Transportwirten (Regenwürmern) in der Außenwelt. Die Helminthen (6–13 mm) besiedeln die kleinen Bronchen und rufen neben allgemeinen Symptomen v. a. respiratorische Symptome hervor und können mit Todesfolge einhergehen. Der Nachweis gelingt über Antigene im Kot. Die Therapie kann mit Fenbendazol, Flubendazol oder Mebendazol erfolgen, Ivermectin gilt ebenfalls als wirksam, es wird aber auch von Nebenwirkungen berichtet (▶ Tab. 5-9; Beck 2007, Beck und Pantchev 2013).

Crenosoma spp. (Lungenwürmer) rufen ähnliche respiratorische und allgemeine Symptome hervor. Infektionen kommen bei Igeln, die in der Obhut des Menschen gehalten werden, wegen fehlender Zwischenwirte aber praktisch nicht vor. Die Entwicklung erfolgt nach Absatz der Larven I mit dem Kot über verschiedene Landschnecken und Fressen der Larve III mit der Schnecke. Der Nachweis erfolgt über Larven im Auswanderungsverfahren, die Therapie nach ▶ Tab. 5-9; siehe auch Beck 2007, Beck und Pantchev 2013). Endoparasiten (insbesondere Lungenwürmer) und Mehrfachinfektionen fördern das Haften pathogener Bakterien im Darm und ihr Eindringen in die Blutbahn (Biewald 2001).

Tab. 5-9 Arzneimittel zur Bekämpfung von Endoparasiten beim Igel (nach Pantchev und Möller 2007, Beck und Pantchev 2013, Fehr et al. 2015)

Parasit	Wirkstoffe	Dosierung	Präparate (Beispiele)
• *Isospora* spp. • *Eimeria* spp.	• Sulfadimethoxin	• 100 mg/kg 1 × tgl. (5 Tage, 3–5 Tage Pause, 5 Tage) p. o.	• Retardon®
	• Sulfamethoxal + Trimethoprim	• Tag 1: 2 ml/kg, Tag 2–5: je 1 ml/kg 1 × tgl. p. o.	• Cotrim®
	• Toltrazuril	• 20 mg/kg 1 × p. o. (verdünnen)	• Baycox®

Tab. 5-9 Arzneimittel zur Bekämpfung von Endoparasiten beim Igel (nach Pantchev und Möller 2007, Beck und Pantchev 2013, Fehr et al. 2015) (Fortsetzung)

Parasit	Wirkstoffe	Dosierung	Präparate (Beispiele)
Capillaria spp. (Lungen-, Darmhaar-wurm)	• Fenbendazol	• 10–50 mg/500 g 1×	• Panacur®
	• Flubendazol	• 50–100 mg/Tier 1× tgl. 5 Tage p.o., spot on	• Flubenol®
	• Mebendazol	• 50–100 mg/Igel 1× tgl. 5 Tage p.o.	• Telmin®
	• Ivermectin	• 0,3 mg/kg 1× tgl. s.c. (**Cave:** nicht in Ringmuskel)	• Ivomec®
Crenosoma spp. (Lungen-wurm)	• Moxidectin + Imidacloprid	• 0,4 ml/kg 1× spot on	• Advocate® Katze
	• Levamisol	• 0,2–0,25 ml/ 100 g 1× s.c., 2× im Abstand von 48 Stun-den (**Cave:** trächtige Tiere; Verd. 1 : 4–10)	• Levamisol® 10 %
	• Ivermectin	• 0,3 mg/kg 1× tgl. s.c. (**Cave:** nicht in Ringmuskel, Wirksamkeit?)	• Ivomec®
Hymenolepis spp.	• Fenbendazol	• 50 mg/500 g 1× p.o.	• Panacur® Supsensi-on 10 %
	• Praziquantel	• 12,5–25 mg/Igel 1× p.o. oder 0,5 ml/kg s.c.	• Droncit® 50 mg
Cryptosporidi-um spp.	Paromycinsulfat	150 mg/kg 1× tgl. 5 Tage p.o.	Humatin® Pulvis

5.4.1.4 Bakterielle Infektionen

Der Hauptanteil der vom gesunden Igel aerob anzüchtbaren Darmflora setzt sich aus Enterobacter (*Escherichia*, *Proteus*, *Enterobacter*, *Citrobacter* spp.) und anderen (Mikrokokken, Streptokokken, aeroben Sporenbildnern) zusammen. Ungünstige Umwelteinflüsse, Nahrungsmangel, Parasitenbefall oder Belastungen durch andere Krankheiten können zu qualitativen und quantitativen Verschiebungen in der Zusammensetzung führen; die Folge sind Entzündungen, Einbruch der Bakterien und Toxine in die Blutbahn und Allgemeininfektionen.

Als obligat pathogen gelten *Salmonella* spp., *Pasteurella* spp., *Klebsiella* spp., *Aeromonas* spp. und *Pseudomonas* spp. Todesfälle stehen häufig mit *E. coli*- oder *Salmonella*-Infektionen in Verbindung. Betroffene Tiere zeigen zunächst Durchfall mit unterschiedlicher Konsistenz und Farbe, z. T. auch Hämorrhagie, Inappetenz, Abmagerung und Exsikkose (Schicht-Tinbergen 1995, Biewald 2001, Fehr et al. 2015).

5.4.2 Afrikanischer Weißbauchigel

Der Weißbauchigel *(Atelerix albiventris)* gehört, wie der europäische Igel, zur Familie der insektenfressenden Erinaceidae. In Afrika besiedelt er v. a. trockenere Steppenräume und ist nachtaktiver Einzelgänger. Über die natürliche Nahrung gibt es wenig wissenschaftliche Daten, im Wesentlichen scheint er sich aber von Insekten (Käfer, Larven, Raupen, Schmetterlingslarven, Ameisen, Termiten etc.) zu ernähren. Obst und Gemüse sind keine geeignete Igelnahrung und auch eine ausschließliche Fütterung mit Katzen- oder Igelfutter gilt als ungeeignet (Graffam et al. 1998).

Für die Heimtierernährung eignen sich entsprechend Schwarzkäfer-Larven (Zophobas), Grillen, Mehlwürmer, Bachflohkrebse, gekochtes Huhn (oder Katzentrockenfutter Huhn), Rinderhack und Ei. Schnecken und Regenwürmer sollten wegen der möglichen Übertragung von Endoparasiten nicht gefüttert werden (Struck und Meyer 1998). Milch kann wegen des hohen Laktosegehalts zu Verdauungsstörungen und Durchfall führen (Neumeier 2001).

Andere typische Durchfallursachen bei Weißbauchigeln sind Infektionen mit Bakterien (*E. coli*, *Samonella* etc.), Protozoen, Kokzidien, Kryptosporidien oder Nematoden (*Crenosoma*, *Capillaria* spp.), Endotoxine, Fremdkörper und Tumore (Johnson-Delany 2002, Fehr et al. 2015). Weitere Durchfallursachen sollten in Anlehnung an die des europäischen Igels abgeklärt werden (Bandini und Bandini 2004).

6   Anhang

Literatur

Bandini D, Bandini G (2004): Einige Bemerkungen zum Afrikanischen Weißbauchigel (*Atelerix albiventris*) und zur Problematik seiner Haltung in Gefangenschaft. Merkblatt Pro Igel.

Barutzki D, Schmid K, Heine J (1987): Untersuchungen über das Vorkommen von Endoparasiten beim Igel. Berl Münch Tierärztl Wschr 97: 215–218.

Beck W (2007): Endoparasiten beim Igel. Wiener klin Wschr 119; 3: 40–44.

Beck W, Pantchev N (2013): Praktische Parasitologie bei Heimtieren. 2.Aufl. Schlütersche, Hannover.

Biewald U (2001): Einfluss von Parasitenbefall auf das Auftreten bakterieller Infektionen mit klinischen Symptomen beim Igel. In: Proceedings Fachtagung Pro Igel. Münster: 111–122.

Brehm M (1982): Untersuchungen über die Erkrankungen des Magen-Darm-Kanals beim Chinchilla. Diss med vet, München.

Burgess M, Garner M (2002): Clinical aspects of inflammatory bowel disease in ferrets. Exotic DVM 4 (2): 29–34.

Brown C, Donnelly TM (2012): Chapter 27: Disease problems in small rodents. In: Ferrets, rabbits and rodents 3rd ed. Eds. Quesenberry KE, Carpenter JW. Elsevier: 279–294.

Campbell-Ward ML (2012): Chapter 14. Rabbit: Gastrointestinal Physiology and Nutrition. In: Ferrets, rabbits and rodents 3rd ed. Eds. Quesenberry KE, Carpenter JW. Elsevier 183–192.

Carpenter JW (2013): Exotic animal formulary. 4th ed. Elsevier, St. Louis.

Cheeke PR (1987): Rabbit feeding and nutrition. Academic press.

Chiasson RB (1977): Laboratory Anatomy of the White Rat. 3rd ed. WMC Brown Company, Iowa.

Chitty J (2009): Ferret : biology and husbandry. In: BSAVA Rodents and Ferrets. Eds: Keeble E, Meredith A. BSAVA, Gloucester: 193–204.

Combes S, Fortun-Lamothe, Cauquil L, Gidenne T (2013): Engineering the rabbit digestive ecosystem to improve digestive health and efficacy. Animal 7: 1429–1439.

Diaz LL, Lepherd M, Scott J (2013): Enteric infection and subsequent septicaemia due to attaching and effacing Escherichia coli in a Chinchilla. Comp Med 63: 503–507.

De Matos R (2009): Rodents: Chapter 5: Therapeutics. In: BSAVA Manual of Rodents and Ferrets. Eds. Keeble E, Meredith A. BSAVA, Gloucester: 52–62.

Engelen DP, Koopman JP, van der Brink ME, Bakker MH, Stadhouders AM, de Boer H (1990): Differences in the intestinal microflora of normal and dystrophic BIO 8262 Nij Syrian hamsters. Z Versuchstierkd 33: 91–96.

Fazakas S (2000): Eosinophilic gastroenteritis in a domestic ferret. Can Vet J 41 (9): 707–709.

Fehr M, Ewringmann A, Warschau M (2014): Frettchen. Enke.

Fehr M, Saupe E, Schicht-Tinbergen M (2015): Kapitel 11: Igel. In: Gabritsch/ Zwart. Krankheiten der Heimtiere. 8. Aufl. Hrsg.: Fehr M, Sassenberg L, Zwart P. Schlütersche, Hannover: 361–391.

Fortun-Lamothe L, Boullier S (2007): A review on the interactions between gut microflora and digestive mucosal immunity. Possible ways to improve the health of rabbits. Livestock Science 107: 1–18.

Fox JG, Palley J, Jenkins J, Murphy JC (1989): Eosinophilic gastroenteritis in a ferret. Lab Anim Sci 39: 499–500.

Franz R, Kreuzer M, Hummel J, Hatt JM, Clauss M (2011): Intake, selection, digesta retention, digestion and gut fill of two cophrophageous species, rabbits (*Oryctolagus cuniculi*) and guinea pigs (*Cavia porcellus*), on a hay-only diet. J Anim Physiol Anim Nutr. 95: 564-570. doi: 10.1111/j.1439-0396.2010.01084.x. Epub 2010 Nov 22.

Graffam WS, Fitzpatrick MP, Dierenfeld ES (1998): Fiber Digestion in the African White-bellied Hedgehog (*Atelerix albiventris*): A Preliminary Evaluation. J Nutr. 128: 2671–2673.

Graham J, Mader DR (2012): Chapter 13: Basic Approach to veterinary care. In: Ferrets, rabbits and rodents. Eds. Quesenberry KE, Carpenter JW, 3rd ed. Elsevier. 174–182.

Harcourt-Brown FM, Harcourt-Brown S (2012): Clinical value of blood glucose measurement in pet rabbits. Vet Rec. 170 (26): 674. doi: 10.1136/ vr.100321. Epub 2012 Jun 1.Vet Rec Online: 1.7.2012 doi: 10.1136/ vr.100321

Hawkins MG, Bishop CR (2012): Chapter 23: Diseases Problems of Guinea Pigs. In: Ferrets, rabbits and rodents 3rd ed. Eds. Quesenberry KE, Carpenter JW. Elsevier: 295–310.

Hein (2009): Anorexie beim Kaninchen – diagnostische Aufarbeitung und erster therapeutischer Ansatz. Tierärztl Prax 37: 129–138.

Hein J (2011): Blutentnahme und -untersuchung beim Kleinsäuger. Kleintierprax 9: 482–494.

Hein J (2014): Kapitel: 36 Klinische Labordiagnostik bei Kaninchen, Meerschweinchen, Chinchilla und Frettchen. In: Moritz A (Hrsg.). Klinische Labordiagnostik in der Tiermedizin. 7. Aufl. Schattauer, Stuttgart: 784–803.

Hein J (2015): Labordiagnostik beim Kleinsäuger. In: Gabritsch/Zwart. Krankheiten der Heimtiere. 8. Aufl. Hrsg.: Fehr M, Sassenberg L, Zwart P. Schlütersche, Hannover: 393–424.

Hein J (2016a): Durchfall beim Kaninchen. Kleintier.konkret S1: 2–9.

Hein J (2016b): Durchfall bei Kleinsäugern – optimale diagnostische Aufarbeitung. Kleintier.konkret S1: 43–45.

Hoefer H, Fox JG, Bell A (2012): Chapter 3: Gastrointestinal diseases in ferrets. In: Ferrets, rabbits and rodents 3.ed. Eds. Quesenberry KE, Carpenter JW. Elsevier, St. Louis: 27–45.

Huynh M, Pignon C (2013): Gastrointestinal Diseases in exotic small mammals. J Ex Pet med 22: 118–131.

Jekl V, Hauptmann K, Knotek Z (2011): Diseases in pet degus: a retrospective study in 300 animals. Journal of Small Animal Practice 52: 107–112. doi: 10.1111/j.1748-5827.2010.01028.x

Jilge B (1980): The gastrointestinal transit time in the guniea-pig. Z Versuchstierkunde 22: 204–210.

Johnson-Delaney CA (2002): African pygmy hedhog. In: BSAVA Manual of Exotic pets 4th ed. Ed. Meredith A, Redrobe S. BSAVA: 108–112.

Johnson-Delaney CA (2009): Ferrets: digestive system disorders. In: BSAVA Manual of Rodents and Ferrets. Eds. Keeble E, Meredith A. BSAVA: 275–281.

Kamphues J, Wolf P, Coenen M, Eder K, Iben C, Kienzle E, Liesegang A, Männer K, Zebeli Q, Zentek J (2014): Supplemente zur Tierernährung für Studium und Praxis. 12. überarb. Aufl. Schaper, Berlin, Hannover.

Keeble E (2009): Rodents: Chapter 1: biology and husbandry. In: BSAVA Manuel of Rodents and Ferrets. Eds. Keeble E, Meredith A. BSAVA, Gloucester: 1–17.

Kraft W, Emmerich IU, Hein J (2012): Dosierungsvorschläge für Arzneimittel bei Kleinnagern, Kaninchen und Frettchen. 1. Aufl. Schattauer, Stuttgart.

Levecke B, Meulemans L, Dalemans T, Casaert S, Claerebout E, Geurden T (2011): Mixed *Giardia duodenalis* assemblage A, B, C and E infections in pet chinchillas (*Chinchilla lanigera*) in Flanders (Belgium). Vet Parasitol 177: 166–170.

Liesegang A, Lehmann MC (2003): Häufigkeit von Krankheiten und Abgangsursachen bei Igeln. Schweiz Arch Tierheilk 145: 598–91.

Lightfood T (1995): Multisystemic eosinophilic complex in a ferret (Mustela putorius furo). J Small Exotic Anim Med 3: 12–14.

Merchant HA, McConnell EL, Liu F, Ramaswamy C, Kulkarni RP, Basit AW, Murdan S (2011): Assessment of gastrointinal pH, fluid ad lymphoid tissue in the guinea pig, rabbit and pig, and implications for their use in drug developement. Eur J Pharm Sci; 42: 3–10.

Michelland RJ, Combes S, Monteils V, Cauquil L, Gidenne T, Fortun-Lamothe L (2011): Rapid adaptation of the bacterial community in the growing rabbit caecum after a change in dietary fibre supply. Animal 5: 1761–1768.

Müller K, Wasel E (2015a): Kapitel 2: Meerschweinchen. In: Gabritsch/Zwart. Krankheiten der Heimtiere. 8. Aufl. Hrsg.: Fehr M, Sassenberg L, Zwart P. Schlütersche, Hannover: 59–99.

Müller K, Wasel E (2015b): Kapitel: Hamster. In: Gabritsch/Zwart. Krankheiten der Heimtiere. 8. Aufl. Hrsg.: Fehr M, Sassenberg L, Zwart P. Schlütersche, Hannover: 103–127.

Neumeier M (2001): Das Igel Praxisbuch. Die richtige Pflege, Aufzucht und Unterbringung. Franckh-Kosmos, Stuttgart.

Nishikimi M, Kawai T, Yagi K (1992): Guinea pigs process a highly mutated gene for L-gulono-gamma-lactone oxidase, the key enzyme for L-ascorbic acid biosynthesis missing in this species. J Biol. Chem 267; 30: 21967–21972.

Orcutt JC (2005): Fluid therapy in small mammals. Proceedings of the North American Veterinary Conference, Orlando Florida, 8.–12.01.2005 (www.ivis.org).

Oglesbee BL, Jenkins JR (2012): Chapter 15: Rabbit: Gastrointestinal diseases. In: Ferrets, rabbits and rodents 3.ed. Eds. Quesenberry KE, Carpenter JW. Elsevier: 193–204.

Pantchev N, Globokar-Vrhovec, Beck W (2005): Endoparasitosen bei Kleinsäugern. Tierärztl Prax 33 (K): 296–306.

Pantchev N, Möller C (2007): Erfolgreiche Krytosporidiosebehandlung eines europäischen Igels (Erinaceus europeus) mit Paromycinsulfat (Humatin®) – Ein Fallbeispiel und Review der Literatur. Kleintierpraxis 52: 368–373.

Pantchev N, Gassmann M, Globokar-Vrhovec M (2011): Increasing numbers of Giardia (but not coccidian) infections in ferrets, 2002 to 2010. Veterinary Record: 168: 519. doi: 10.1136/vr.d2962

Pantchev N, Broglia A, Paoletti B. Globokar Vrhovec M, Bertram A, Nöckler K, Caccio SM (2014): Occurrence and molecular typing of Giardia isolates in pet rabbits, chinchillas, guinea pigs and ferrets collected in Europe during 2006–2012. Vet Rec. 175: 18. doi: 10.1136/vr. 102236.

Quesenberry KE, Donnelly TM, Mans C (2012): Chapter 22: Biology, Husbandry, and Clincal Techniques of Guinea Pigs and Chinchillas. In: Ferrets, rabbits and rodents 3rd ed. Eds. Quesenberry KE, Carpenter JW. Elsevier: 279–294.

Redrobe SP, Gakos G, Elliot SC, Saunders S, Martin S, Morgan ER, (2010): Comparison of Toltrazuril and sulphadimethoxine in the treatment of intestinal coccidiosis in pet rabbits. Vet Rec 167: 287–290.

Roest H (2015): Frettchen. In: Krankheiten der Heimtiere. 8. Aufl. Hrsg.: Fehr M, Sassenburg L, Zwart P. Schlütersche, Hannover: 293–342.

Rosenthal KL (2004): Therapeutic Contraindications in Exotic Pets. Seminar in Avian and Extotic Pet Med 13: 22–48.

Sassenburg L (2015): Degu. In: Krankheiten der Heimtiere 8. Aufl. Hrsg.: Fehr M, Sassenburg L, Zwart P. Schlütersche, Hannover: 239–270.

Schicht-Tinbergen (1995): Der Igel-Patient. Gustav Fischer Verlag, Jena, Stuttgart.

Schmäschke R (2014): Die koproskopische Diagnsotik von Endoparasiten in der Veterinärmedizin. Schlütersche, Hannover.

Silverstein DC, Sandoro-Beer K (2014): Chapter 59: Daily intravenous fluid therapy. In: Small Animal Critical Care Medicine. 2nd ed. Eds. DC Silverstein, K Hopper. Elsevier Saunders, St. Louis.

SYNLAB.vet aktuell (2015): Differentialblutbild bei Kleinsäugern – warum es so wichtig ist. SYNLAB.vet. 1.

Steiner J (2009): Durchfall. In: Differentialdiagnosen Innere Medizin bei Hund und Katze. Ed. R Neiger. Enke, Stuttgart: 119–130.

Struck S, Meyer H (1998): Die Ernährung des Igels. Schlütersche, Hannover.

Turowski EE, Shen Z, Ducore RM, Parry NM, Kirega A, Dewhirst FE, Fox JG (2014): Isolation of a Campylobacter labienae-like Bacterium from Laboratory Chinchillas (*Chinchilla laniger*): Zoonosis Public Health. 61; 8: 571–580. doi: 10.1111/zph.12107.

Varga M (2013): Rabbit Medicine 2nd ed. Butterworth Heinemann Elsevier.

Vella D, Donnelly TM (2012): Chapter 12: Rabbit: Basic Anatomy, Physiology, and Husbandry. In: Ferrets, rabbits and rodents 3.ed. Eds. Quesenberry KE, Carpenter JW. Elsevier 157–173.

Veronesi F, Piergili Fioretti D, Morganti G, Bietta A, Moretta I, Moretti A, Traversa D (2012): Occurrence of Giardia duodenalis infection in chinchillas (Chincilla lanigera) from Italian breeding facilities. Research in Veterinary Science 93: 807–810.

Visser CJM, Wijnbergen A, Bleich A (2015): Kapitel: Mäuse und Ratten. In: Gabritsch/Zwart. Krankheiten der Heimtiere. 8. Aufl. Hrsg.: Fehr M, Sassenberg L, Zwart P. Schlütersche, Hannover: 131–179.

Ward ML (2009): Chapter 11: Rodents: digestive system disorders. In: BSAVA Manuel of Rodents and Ferrets. 2nd ed. Eds. Keeble M, Meredith MA. BSAVA, Gloucester, 123–141.

Wasson K, Criley JM, Clabaugh MB, Koch MA, Peper RL (2000): Therapeutic efficacy of oral Lactobacillus preparation for antibiotic-associated enteritis in guinea pigs. Contemporary Topics. American Association for Laboratory Animal Science 39; 1: 32–38.

Watson MK, Cazzini P, Mayer J, Gottdenker N, Reavill D, Parry N, Fox JG, Sakamoto K (2016): Histology and immunohistochemistry of severe inflammatory bowel disease versus lymphoma in the ferret (*Mustela putorius furo*). J VET Diagn Invest 28; 3: 198–206. doi10.1177/1040638716641156. Epub 2016 Mar 29.

Webb RA (1997): Chinchillas. In: Beynon PH, Cooper JE (Hrsg.), Kompendium der Heimtiere. Schlütersche, Hannover, 23–29.

Weiler S, Schultz A (2001): Die Ernährung des Igels. In: Proceedings Fachtagung Pro Igel, Münster 135–147.

Wise AG, Smedley RC, Kiupel M, Maes RK (2009): Detection of Group C Rotavirus in Juvenile Ferrets (*Mustela putorius furo*) with Diarrhea by Reverse Transcription Polymerase Chain Reaction: Sequencing and Analysis of the Complete Coding Region of the VP6 Gene. Vet Pathol 46: 985–991. doi: 10.1354/vp.08-VP-0315-S-FL

Wolf P (2016a): Antworten zu häufigen Fragen in der Fütterung von Kleinsäugern. kleintier.konkret S2: 10–16.

Wolf P (2016b): Persönliche Mitteilung.

Wolf P, Kamphues J (2003): Kritische Einschätzung kommerzieller Ergänzungspräparate für Kaninchen, Meerschweinchen und Chinchilla. Prakt. Tierarzt 84; 674–678.

Wolf P, Kieckhäven S (2015): Untersuchungen zum Mikrobiom bei Kaninchen – Literaturstudie. Abstract 19. Internationale Tagung über Haltung und Krankheiten der Kaninchen, Pelztiere und Heimtiere. 27.–28. Mai 2015, Celle: 214–223.

Worthington RS, Fulghum RS (1988): Caecal and fecal bacterial flora of the Mongolian gerbil and the chinchilla. Appl Environ Microbiol 54: 1210–1215.

Zeng B, Han S, Wang P, Wen B, Jian W, Guo W., Yu Z, Du D, Du X, Kong F, Yang M, Si X, Zhao J, Li Y (2015): The bacterial communities associated with fecal types and body weight of rex rabbits. Scientific Reports 5: 1–8. doi: 10.1038/srep09342.

Spezielle Profile und Screenings der SYNLAB.vet für Kleinsäuger

Tab. 6-1 Spezielle Kotprofile für Kleinsäuger der SYNLAB.vet

Verfahren	Tierart	Verfahren/Nachweis (Material: mind. bohnengroße Menge)
Parasiten Nativpräparat	alle	Nativuntersuchung auf bewegliche Einzeller (10 g Kot, nicht eingetrocknet)
Flotation	alle	Nachweis von Nematoden- und Zestodeneier, Kokzidienoozysten
Sedimentation	alle	Nachweis von Trematodeneiern, Diphyllobothrium
Giardien-Ag	v. a. Frettchen, Chinchilla	potenzielle Zoonoseerreger (5 g Kot)
Kryptosporidien-Ag	v. a. Igel	Nachweis von Oozyten (5 g Kot), potenzieller Zoonoseerreger
Larvenauswanderungsverfahren	Igel	Nachweis von Lungenwurmlarven (nach Baermann-Wetzel)
Endoparasiten Heimtier	alle	Flotationsverfahren zum Nachweis von Nematoden- u. Zestodeneier sowie Nativuntersuchung auf bewegliche Einzeller, Hefen (mikroskopisch, 10 g Kot)
Endoparasiten Heimtier + Giardien	Chinchilla, Frettchen, (alle)	Endoparasiten Heimtier + Giardien-Antigen (10 g Kot)
Diarrhoeprofil Heimtiere	alle (v. a. lebensmittel-liefernde)	Flotation, Kultur auf pathogene (Salmonellen) und fakultativ pathogene Keime inkl. Hefen, Bewertung der Darmflora, Keimdifferenzierung + ggf. Antibiogramm (20 g Kot)

Tab. 6-2 Spezielle Blutprofile/-screenings für Kleinsäuger der SYNLAB.vet

Screening	Parameter	Material
Heimtier-Screening	Albumin, Bilirubin, Gesamteiweiß, Glukose, Harnstoff, Kreatinin, ALT, GLDH, Ca, K, Na, PO_4 + großes Blutbild	1–2 ml Heparin-blut (oder 0,5 ml EDTA- oder Heparin-Blut + Blutausstrich + 0,5–1 ml Serum/ Plasma)
Großes Screening Heimtier	Heimtier-Screening (inkl. großes Blutbild) + Fruktosamin, Triglyceride, Gallensäuren, AST, AP, CK	
Blutbild		
Kleines Blutbild	Leukozyten, Erythrozyten, Hb, Hkt, MCV, MCH, MCHC, Thrombozyten	0,5 ml EDTA- o. Heparin-Blut
Großes Blutbild	kleines Blutbild + Diffe-rentialblutbild	0,5 ml EDTA- o. Heparin-Blut + Blutausstrich
Differentialblutbild	Granulozyten (segment-, stabkernige, eosino-, basophile), Lymphozyten, Monozyten, pathol. Zellen	luftgetrockne-ter, ungefärbter Blutausstrich
Retikulozyten	Retikulozyten	0,5 ml EDTA
Klinische Chemie		
Eiweiß-Elektropho-rese	Auftrennung Albumin, a-, b-, y-Globuline	0,5 ml Serum/ Plasma
Einzelparameter	Einzelparameter (Enzyme, Substrate, Elektrolyte)	0,5 ml Serum/ Plasma

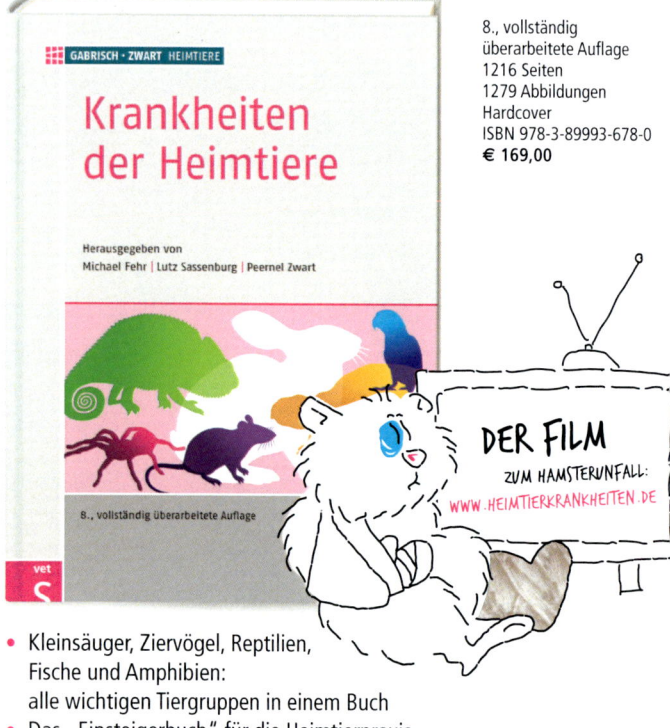